ÓLEO DE COCO

A GORDURA QUE PODE
SALVAR SUA VIDA!

DR. WILSON RONDÓ JR.

ÓLEO DE COCO

A GORDURA QUE PODE SALVAR SUA VIDA!

editora gaia

© Wilson Rondó Jr., 2015
1ª Edição, Editora Gaia, São Paulo 2015
1ª Reimpressão, 2017

Jefferson L. Alves – diretor editorial
Richard A. Alves – diretor-geral
Flávio Samuel – gerente de produção
Flavia Baggio – coordenadora editorial
Deborah Stafussi – assistente editorial
Elisa Andrade Buzzo – preparação de texto
Fernanda B. Bincoletto – revisão
Tathiana A. Inocêncio – projeto gráfico
Felici Design – capa
Studio JPC&SC Fotografia Ltda. – foto de quarta capa

Obra atualizada conforme o
NOVO ACORDO ORTOGRÁFICO DA LÍNGUA PORTUGUESA.

Dados Internacionais de Catalogação na Publicação (CIP)
(Câmara Brasileira do Livro, SP, Brasil)

Rondó Júnior, Wilson
Óleo de coco : a gordura que pode salvar sua vida! / Dr. Wilson Rondó Jr . – São Paulo : Gaia, 2015.

ISBN 978-85-7555-454-8

1. Coco como alimento 2. Coco – Aspectos da saúde 3. Óleo de coco – Aspectos da saúde 4. Óleo de coco – Uso terapêutico 5. Óleos e gorduras I. Título.

15-07377   CDD-615.535

Índices para catálogo sistemático:

1. Coco : Alimento natural : Promoção da saúde : Medicina natural
615.535
2. Óleo de coco : Alimento natural : Promoção da saúde : Medicina natural 615.535

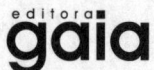

Direitos Reservados

editora gaia ltda.
Rua Pirapitingui, 111-A – Liberdade
CEP 01508-020 – São Paulo – SP
Tel.: (11) 3277-7999 – Fax: (11) 3277-8141
e-mail: gaia@editoragaia.com.br
www.editoragaia.com.br
Colabore com a produção científica e cultural.
Proibida a reprodução total ou parcial desta obra sem a autorização do editor.
Nº de Catálogo: **3855**

Sumário

Prefácio **7**

Apresentação **9**

A gordura saturada pode salvar sua vida **11**
O desastre da gordura trans 12

A gordura saturada tem história e *pedigree* **14**
Os ácidos do poder 18
Proteção natural 18
Não tenha medo da gordura saturada 19
Nem todas as gorduras saturadas são iguais 19

A gordura saturada não é a causa de problemas cardiovasculares **21**
Por que ela é necessária? 22
Bom demais! 22
Baixar o colesterol pode ser perigoso 23

Benefícios do óleo de coco **25**

O óleo de coco e os problemas digestivos **30**
Como as gorduras são digeridas e metabolizadas 30

O óleo de coco na recuperação de danos cerebrais .. **32**
Na dose certa 33

Óleo de coco e Alzheimer: relato de uma experiência ... **35**
Novos estudos, novas esperanças 36

O óleo de coco ajuda a emagrecer **38**
Para perder circunferência, óleo de coco! 40

Óleo de coco e proteção antioxidante **43**
Gordura saturada, tudo de bom! 44

O óleo de coco na cozinha **45**

Como reconhecer um óleo de coco de qualidade **47**
As quatro vitaminas de peso 47

Água de coco é o melhor *sport drink* **51**
Por que essa água é tão especial? 52
Equilíbrio eletrolítico 53
A importância do potássio 54
A melhor reidratação 55
Um *plus*: citocinina 55

Fibra de coco **57**
Por que fibras são importantes? 58
Saúde em primeiro lugar 58
Fibras e bactérias 60
Tipos de fibras 61

Farinha de coco **63**

Cuidado: você pode estar precisando de gordura **66**

Tire suas dúvidas **68**

Referências bibliográficas **84**

Prefácio

Conheço o Dr. Wilson Rondó Jr. há pelo menos vinte anos. Naquela época, foi pioneiro na Medicina Ortomolecular no Brasil, introduzindo novos conceitos sobre saúde e como se obter melhor qualidade de vida, abordando temas como suplementação de vitaminas, minerais e aminoácidos, eliminação de metais pesados e ausência de contaminantes na água e nos alimentos por nós consumidos.

Seu espírito inovador e inquieto fez com que se mantivesse superatualizado e "na crista da onda" a respeito de novas terapias, ajudando milhares de pacientes, sempre de uma forma menos invasiva, não tóxica e natural.

Como nutrólogo, abraçou novas ideias e defendeu novos conceitos que contradizem alguns dos chamados "dogmas nutricionais", que por várias décadas foram usados como diretrizes pelos profissionais de saúde, mas que felizmente estão sendo derrubados, um após o outro, tal o acúmulo de evidências científicas e clínicas que os contradizem. O caso das gorduras saturadas é, portanto, emblemático. Se as gorduras saturadas de fato fizessem todo o mal que lhes é atribuído pelo *status quo* acadêmico, então o povo inuit (também conhecido pelo pejorativo termo "esquimós") morreriam prematuramente e seriam todos obesos, o que sabemos não ser verdade.

Em 2003, tive o prazer de apresentar o óleo de coco extravirgem orgânico ao Dr. Rondó, que prontamente percebeu a importância desse superalimento e passou a utilizá-lo na sua clínica diária como coadjuvante no tratamento de diversos problemas médicos.

Sempre preocupado em ajudar e esclarecer o seu público, acredito que o presente livro será de grande valia para que todos entendam melhor a importância dos triglicérides de cadeia média (TCMs), especificamente do ácido láurico, no tratamento e na prevenção de vários problemas de saúde, bem como nutrientes importantes para uma vida mais saudável.

Portanto, desejo uma boa leitura, e que o leitor aproveite ao máximo as informações contidas neste livro. Desejo também que o Dr. Rondó. continue sempre com a mesma energia para nos trazer novidades no campo da Medicina Preventiva, Esportiva e Nutricional.

José Luiz Moreira Garcia, Eng. Agr.
M.Sc. Bioquímica e Fisiologia
Michigan State University

Apresentação

Enquanto se difundia a ideia de que gordura saturada era a grande responsável por artérias entupidas e problemas cardíacos, boa parte da comunidade médica e científica tratava de bani-la de nossas vidas: a ordem era cortá-la da alimentação. Como a maioria, passei anos acreditando nessa mentira que ainda hoje é divulgada por muitos profissionais da saúde e por quem acredita neles. Ao me esforçar para imaginar que agem assim levados por boas intenções, um pensamento sempre me assalta: será que o comodismo fala mais alto? Será que muitos desses profissionais não querem se dar ao trabalho de pesquisar novas informações? Isso seria doloroso, pois estariam condenando seus pacientes ao consumo de gorduras baratas, nada saudáveis, hidrogenadas, estas, sim, altamente perigosas. Há décadas tais gorduras vêm atendendo amplamente às expectativas de seus fabricantes enquanto detonam nossa saúde.

Neste tempo em que impera o sonho da boa forma física, preocupa-me também a condenação de toda e qualquer gordura como algo ruim e sem qualidade e que nos faz apenas ganhar peso. É uma atitude perigosa demais. Nosso organismo precisa de gordura, mas da gordura certa. Anos de pesquisa me levaram a ela, não como descoberta inusitada, mas como reconhecimento pela sabedoria do passado, que a modernidade, às vezes por interesses não tão obscuros, procura destruir. Eu afirmo: a melhor gordura é a gordura saturada natural. Ela tem o poder de dar maior equilíbrio à saúde.

Acredito que, após ler este livro, você não terá mais tantas dúvidas: há evidências científicas inegáveis de que a gordura saturada natural só traz benefícios.

E o óleo de coco, sua maior e melhor fonte natural, não só precisa como deve estar presente na cozinha dos antenados, sejam eles simples mortais ou grandes *gourmets*. Tudo pela saúde, o bem maior de todos nós.

A GORDURA SATURADA PODE SALVAR SUA VIDA

> Gorduras saturadas são os principais componentes de células saudáveis e o combustível preferido do coração e dos músculos. Combatem bactérias, fungos e vírus e atuam como reguladoras genéticas contra o câncer.

Ao longo de décadas, passaram-nos a ideia de que a gordura saturada era a "gordura assassina", por causar hipertensão arterial e elevar o colesterol. Porém, nada é mais forte do que a verdade. Diversos estudos mostram que, quanto mais gordura saturada se consome, particularmente animal, melhor é a saúde cardiovascular. Precisa de provas? Os africanos Maasai e Samburu, esquimós norte-americanos, japoneses, gregos e franceses seguem dietas que são extremamente ricas em gordura saturada. Esses povos apresentam baixas taxas de doença cardíaca, hipertensão e eventos coronarianos.

Gordura como parte da alimentação nos dá combustível para um coração forte, energia para atividade física, estimula o sistema imunológico. É antiviral, um defensor natural contra depressão, fornece matéria-prima para formação de células mais resistentes, leva ao aumento de concentração de HDL (colesterol bom) e participa de reações químicas vitais para o cérebro funcionar com clareza e rapidez.

Não sou o único a afirmar isso. No *Jornal Americano de Saúde Pública*, o Dr. Walter Willet disse: "Embora o enfoque de recomendações dietéticas seja geralmente na redução do consumo de gordura saturada, nenhuma relação entre esse tipo de gordura e o risco de doenças cardiocoronárias foi observada, até hoje, em estudos sérios".

No já famoso Estudo Cardíaco Framingham, realizado pelo Instituto Nacional do Coração, o pesquisador Dr. William P. Castelli comprovou que quanto mais se consome gordura saturada, colesterol e calorias, mais baixo é o nível de colesterol sérico. Também descobriu que as pessoas que consumiam mais colesterol, gordura saturada e calorias pesavam menos e eram as mais fisicamente ativas.

Simplificando: a gordura saturada não entope artérias, nem está nos tornando mais gordos e propensos a ter doenças cardíacas. Então, o que exatamente está causando tudo isso? Acredite ou não, são os óleos vegetais e os carboidratos – e os interesses econômicos – que nos levam a comprar constantemente esses alimentos.

O desastre da gordura trans

Muitos que se dizem "peritos" afirmam ser a gordura vegetal o caminho para um coração saudável. Esses fissurados em saúde cardíaca, porém lamentavelmente mal-informados, vivem em outro mundo! Quase todos os óleos vegetais são gorduras poli-insaturadas. Sabe no que se transformam quando aquecidas? Gordura trans! Aquela gordura trans que está sendo proibida em larga escala. Mas a Associação Americana do Coração, a USDA e vegetarianos convictos continuam promovendo esse equívoco.

Os óleos desidrogenados "naturalmente produzidos" de canola, girassol, soja etc., somente são desidrogenados até que a indústria os tornem hidrogenados. Nenhum desses óleos deveria ser usado para cozinhar. O que esses óleos fizeram por nós foi nos soterrar em gorduras trans. Sabe-se que elas são responsáveis por 30 mil a 100 mil mortes por ano resultantes de doenças cardíacas. Pesquisadores de Harvard estão chamando as gorduras trans de "o maior desastre em alimentos processados na história dos Estados Unidos".

Mas as coisas prometem melhorar. "As gorduras trans não mais podem se esconder dentro das nossas escolhas alimentares", disse o comissário da Food and Drug Administration (FDA), Mark McClellan, a repórteres.

Elas não têm se escondido em lugar nenhum – seus perigos são bem conhecidos há décadas.

A GORDURA SATURADA
TEM HISTÓRIA E *PEDIGREE*

Há mais de cinquenta anos, sem comprovação científica, a gordura saturada foi apontada como causa de diferentes problemas de saúde. Na mesma época, coincidência ou não, companhias investiram em óleos hidrogenados e seus supostos benefícios. E a gordura saturada foi afastada da cozinha.

Por mais de meio século, as comunidades médica e científica nos fizeram acreditar que a gordura saturada elevava o colesterol, causava doenças cardíacas, obesidade e até mal de Alzheimer. E reduzimos drasticamente seu consumo.

Tudo começou nos anos 1950 com o Dr. Ancel Keys, da Universidade de Minnesota. Keys fez diversas suposições negativas sobre o papel da gordura saturada e do colesterol em doenças do coração, mas sem estudos científicos para comprová-las. Ele apenas tinha ouvido falar de algumas experiências com coelhos, irrelevantes para seres humanos. Mas, de alguma forma, a comunidade científica endossou por completo suas teorias. Assim nasceu a "crença" de a gordura saturada produzir colesterol, causando entupimento de artérias, o que resultaria em problemas cardiovasculares. Isso tudo sem qualquer prova científica, volto a afirmar.

Em 1953, Keys disse: "Todas as gorduras aumentam o colesterol sérico. [...] Quase metade da gordura total provém dos óleos e gorduras vegetais. [...] Não há diferença nenhuma entre as gordu-

ras animais e vegetais no efeito sobre doença coronária cardíaca."
Entre 1957 e 1959, afirmou: "Gorduras poli-insaturadas diminuem o colesterol sérico. [...] As gorduras vegetais hidrogenadas são o problema. [...] As gorduras animais são o problema."

Parece que ele estava mais perdido que cego em tiroteio! Pois bem, esse homem nos conduziu a esse engano sobre a relação entre colesterol e gordura saturada. Mas ninguém parece ter notado essas inconsistências óbvias. Não passou muito tempo para que os regimes alimentares apregoados por enaltecidas universidades fossem assumidos pelo governo. Juntaram-se à Associação Americana do Coração e impuseram novas diretrizes alimentares.

Outro a contribuir para a destruição da indústria do óleo de coco, gordura saturada muito usada até então, foi Phil Sokolof. Ele não era cientista nem médico, mas apenas um homem que sofreu um ataque do coração e decidiu se manifestar. É incrível o quanto um fanático, com mais dinheiro do que conhecimento científico ou bom senso, pode reverter uma política nacional.

Sokolof afirmou que o colesterol alto teria sido a causa de seu enfarte e que a gordura saturada foi a culpada. Fundou uma organização sem fins lucrativos chamada Salvadores do Coração (Heart Savers) e gastou cerca de 15 milhões de dólares contradizendo o que peritos da época, como George Mann, M.D., Uffe Ravnskov, M.D., e Mary Enig, Ph.D., afirmavam: que os ataques ao óleo de coco eram tolice.

A história continua com a batalha da indústria comercial de óleo vegetal contra o óleo de coco. Na época em que as companhias de óleo poli-insaturado começaram a intensificar a sua campanha para vender a ideia dos supostos benefícios de seus óleos de semente de algodão, canola, milho e soja, aconteceu uma estranha coincidência: alguns cientistas começaram a fazer experiências com o óleo de coco totalmente hidrogenado e criaram uma gordura saturada completamente modificada, uma verdadeira aberração, um produto que não continha nenhum dos ácidos graxos de importantes cadeias curtas e médias que fazem do óleo de coco o óleo perfeito para a nutrição e a prevenção de doenças.

Esse óleo de coco manipulado e 100% saturado substituiu o óleo de coco natural nos estudos, fato que levou a resultados falsos e enganosos. O óleo natural do coco, despido dos seus ácidos graxos essenciais, era inevitavelmente deficiente em ácidos graxos e encontrava-se, assim, no mesmo nível dos óleos "porcaria" produzidos para o consumo da população em geral. Pesquisadores descobriram que animais de laboratório apresentavam aumentos significativos de colesterol quando consumiam esse óleo de coco "bastardo". Bem, era de se esperar!

A partir daí, o caminho estava aberto para os que apoiavam os óleos vegetais, de produção bem mais econômica e que, com a saída de cena do óleo de coco, dominariam o mercado. Foi o que ocorreu. Com medo de doenças cardiovasculares que seriam causadas pela gordura saturada, a população voltou-se para o consumo dos óleos vegetais hidrogenados, inadvertidamente enchendo os bolsos dos industriais e privando seus próprios corpos da saúde que desejavam conquistar.

Em pouco tempo de mentiras e informações científicas mancas, a indústria de óleo de coco foi nocauteada, enquanto a de óleos hidrogenados chegou às alturas! Nos anos seguintes, ao contrário do que se esperava, as doenças cardiovasculares continuaram – e continuam – aumentando. Algo deu muito errado.

Há décadas sabe-se que os índices de doenças cardiovasculares são ínfimos em populações de ilhas do Pacífico que retiram de 30% a 60% de suas calorias diárias do óleo de coco, rico em gordura saturada. E, para dar um exemplo mais conhecido, a França, alta consumidora desse tipo de gordura, também mostra baixos índices dessas afecções.

Atualmente, há inúmeros estudos relevantes confirmando a importância da gordura saturada para a saúde e o fato de não causar problemas cardiovasculares. Mas ainda há os que acreditam nisso. Se você é uma dessas pessoas, acabe de uma vez por todas com seu preconceito. Pode ser uma surpresa para você, mas a gordura saturada natural, como a do óleo de coco, só traz benefícios para a saúde:

- preserva o sistema cardiovascular;
- ajuda a perder ou a ganhar peso, quando necessário;
- melhora o sistema imunológico;
- melhora o metabolismo;
- é fonte de energia imediata;
- deixa a pele saudável e com aspecto jovem;
- dá suporte para o correto funcionamento da tireoide;
- é excepcional para gestantes, mães em amamentação, idosos, pessoas com problemas digestivos, hepáticos, atletas e para quem deseja melhorar a saúde de forma geral;
- os triglicérides de cadeia média presentes no óleo de coco são considerados tão nutritivos, a ponto de serem usados em fórmulas para bebê, em hospitais com pacientes em situações críticas de saúde, entubados e com problemas digestivos;
- melhora o funcionamento do cérebro, beneficiando pacientes com mal de Alzheimer e Parkinson.

Muitos médicos também o empregam com sucesso para tratar envenenamentos por alumínio.

Os ácidos do poder

Cerca de 50% da gordura de coco natural é ácido láurico, a maior concentração encontrada na natureza.

No organismo, o ácido láurico transforma-se em monolaurin e ajuda a destruir camadas de gordura que protegem vírus, bactérias e protozoários. Sua presença é importante no combate ao HIV, à herpes, à influenza, às bactérias patogênicas e aos protozoários, como o *Giardia lamblia*, comum no intestino humano. Essa é uma das razões pelas quais você deve consumir óleo de coco, pois não há muitas fontes de monolaurin compondo nossa dieta.

Ácido caprílico é outra gordura presente no coco, embora em menor quantidade. Em sua presença, o ácido láurico torna-se mais poderoso e efetivo no combate a micróbios, tais como a *Candida Albicans*.

Mas os benefícios do óleo de coco não param por aí.

Proteção natural

Entre as gorduras saturadas naturais, a de coco sem dúvida é a de melhor qualidade. A maioria dos óleos de sementes e outros produtos vegetais contém triglicérides de cadeia longa (TCL), que exigem enzimas especiais para a digestão, sobrecarregam o sistema digestivo (em especial o fígado e o pâncreas), depositam-se no corpo como gordura e, nas artérias, sob a forma de colesterol. Já o óleo de coco natural conta com cerca de 2/3 de ácidos graxos de cadeia média (TCM), sendo a mais rica fonte de TCM encontrada na natureza. Suas qualidades são indiscutíveis:

- possuem tamanho menor, não requerem enzimas especiais para passar com facilidade pelas membranas celulares;
- são fáceis de digerir, pois não sobrecarregam o sistema digestivo;
- vão direto para o fígado, onde logo se convertem em energia em vez de serem depositados como gordura;
- estimulam o metabolismo, levando à perda de peso.

Não tenha medo da gordura saturada

Cerca de 50% dos componentes das membranas celulares (fosfolipídeos) são de gordura saturada. Quando não a ingerimos em quantidade necessária na alimentação, o corpo trata de produzi-la a partir do ácido láurico e do ácido cáprico. Portanto, não tenha medo dela, porque é uma gordura natural ao nosso corpo, usada para o funcionamento correto das membranas celulares e para a geração de energia de órgãos importantes, como o coração e outros músculos.

O óleo de coco já é usado até em fórmulas infantis, pelo fato de ser rico em ácido láurico, um ácido graxo encontrado no leite materno, fundamental para a nutrição infantil. Apresenta ainda ação antimicrobiana e aumenta a absorção de cálcio e magnésio. E veja que informação preciosa: o leite materno tem uma composição de gordura única, com 45% a 50% de gordura saturada, 35% monoinsaturada e 15% a 20% de gordura poli-insaturada.

Nem todas as gorduras saturadas são iguais

Há as naturais, como a de coco, e as hidrogenadas, criadas em laboratório e nas indústrias. A hidrogenação endurece o óleo. Ateromas, processo degenerativo com acúmulo de substâncias (especialmente colesterol), surgem em paredes internas das artérias. Apresentam três vezes mais ácido graxo insaturado do que ácido graxo saturado. Por outro lado, sabe-se que a síntese de colesterol é aumentada na presença de óleos poli-insaturados. Portanto, está mais do que provado que o consumo de óleo de coco natural não é o culpado do crime. Parece que essa verdade já está sendo reconhecida por parte da comunidade médica e científica.

A GORDURA SATURADA NÃO É A CAUSA DE PROBLEMAS CARDIOVASCULARES

> Apesar de parte da comunidade médica e científica estar revendo algumas de suas posições a respeito da relação entre gordura saturada e problemas cardíacos, ainda é bastante comum a afirmação de que esse tipo de gordura cause obstrução das artérias, o que não é verdade.

Ateromas que obstruem artérias apresentam três vezes mais ácido graxo insaturado do que ácido graxo saturado. Exames também mostram que a formação de colesterol é aumentada com os óleos poli-insaturados. Portanto, não há nenhuma razão para deixar de consumir óleo de coco natural por receio de problemas cardiovasculares. Ao contrário, só há benefícios.

Fique atento: como nem todos os óleos e gorduras são iguais, o consumo excessivo de gordura saturada animal, composta de ácidos graxos de cadeia longa (TCL), pode aumentar o colesterol total, assim como óleos vegetais em geral. Mas tem uma grande vantagem sobre eles: também aumentam o HDL, o bom colesterol, equilibrando a relação entre LDL e HDL. Isso é importante, porque o HDL reduz o risco de doença cardiovascular. Já o óleo de coco, apesar de ser gordura saturada, não contém colesterol. Compõe-se de ácidos graxos de cadeia média, o que lhe confere outras vantagens.

Por que ela é necessária?

A gordura saturada é normal no corpo humano, e necessária. Saiba que 50% dos componentes das membranas celulares (fosfolipídeos) são de gordura saturada. Ela é tão necessária, que uma alimentação pobre em gordura saturada induz o organismo a produzi-la a partir dos ácidos láurico e cáprico. Já a gordura trans, a gordura hidrogenada, não é encontrada no corpo humano, a menos que seja consumida na alimentação.

Quando a gordura trans substitui os ácidos graxos saturados na estrutura das membranas celulares e da parte das membranas responsáveis pela produção de prostaglandinas, as funções da célula se alteram de forma indesejável. Isso, sim, pode ser um perigo para a saúde em geral, principalmente a cardiovascular.

O consumo de gordura saturada diminui a lipoproteína (a), aumenta o HDL colesterol (colesterol bom), melhora a relação LDL/HDL, todos efeitos benéficos. Por outro lado, o consumo de gordura trans causa aumento de lipoproteína (a), diminuição de HDL (colesterol bom), prejudicando o equilíbrio entre LDL/HDL, o que é indesejável. Além disso, causa alteração na sensibilidade à insulina, promovendo o seu aumento, o que também não é desejável.

Bom demais!

O óleo de coco já é usado em fórmulas infantis devido à sua riqueza em ácido láurico, um ácido graxo encontrado no leite materno, fundamental na nutrição infantil. O leite materno tem uma composição de gordura única: de 45% a 50% saturada, 35% monoinsaturada de 15% a 20% de gordura poli-insaturada.

O óleo de coco apresenta ainda ampla ação antimicrobiana e aumenta a absorção de cálcio e magnésio. Portanto, não tenha medo de gordura saturada, porque é gordura natural ao corpo, usada para o funcionamento correto das membranas celulares e na geração de energia para tecidos e órgãos importantes, como o coração, a estrutura muscular e o cérebro.

Baixar o colesterol pode ser perigoso

Obcecados pelo colesterol como causa de problemas cardíacos, pseudocientistas do coração continuam a recomendar gordura insaturada e a atacar gorduras saturadas como o óleo de coco.

A gordura insaturada tem a habilidade de baixar os níveis de colesterol sérico, mas isso não é necessariamente bom. Muitos estudos humanos em grande escala têm mostrado que as pessoas que tentam baixar seu colesterol sérico artificialmente estão aumentando algo mais: o risco de morte. Na verdade, baixar o colesterol pode aumentar o risco de morte por diversas doenças, em especial câncer.

A gordura insaturada não diminui a produção de colesterol, apenas faz o fígado retê-lo em vez de liberá-lo no sangue. Entretanto, ela altera as funções da tireoide, o que pode causar inúmeros outros problemas. O colesterol precisa ser liberado, porque a quantidade de colesterol no sangue determina a quantidade de progesterona que o corpo precisa. E a progesterona tem muitas funções protetoras: é antioxidante, antitóxica, antiespasmática, anticarcinogênica, inibe a formação de coágulos e colabora com a saúde do cérebro.

O óleo de coco é duplamente benéfico porque promove a conversão de colesterol para a pregnenolona (o precursor da progesterona) e dá apoio às funções da tireoide.

Agora você tem o conhecimento necessário para dar as costas aos óleos vegetais fatais e evoluir para uma alternativa mais segura e saudável. Nenhum nutriente foi tão cientificamente analisado como o óleo de coco. Tanto sob o ponto de vista clínico e populacional (em seres humanos) quanto biológico. Eu sei que é difícil de acreditar, mas nem a vitamina C é melhor entendida do que o óleo de coco. Mesmo assim, a despeito de toda a pesquisa provando seus benefícios, o óleo de coco ainda é condenado por muitos "*experts*" à lista dos alimentos "criminosos".

BENEFÍCIOS DO ÓLEO DE COCO

> São tantas as suas qualidades, que nada justifica não participar da boa mesa. Atuando em diversas frentes, é um verdadeiro guardião da saúde, da beleza e do bem-estar. Tudo, é claro, pela alta performance de sua gordura saturada.

No diabetes – O óleo de coco é uma poderosa fonte de energia imediata, como os carboidratos. No entanto, oferece uma grande vantagem: não causa picos de insulina no sangue nem os efeitos debilitantes associados a eles. Seu uso beneficia diabéticos e pré-diabéticos com perda de peso, ganho de energia e mais facilidade para controlar a evolução da doença. Diabéticos só têm a ganhar ao substituir gorduras trans, criadas pelo consumo de óleos hidrogenados, por óleo de coco natural, de melhor qualidade. Esse é o primeiro passo na prevenção e reversão da resistência à insulina, tão característica do diabetes tipo 2.

No esporte – Ao ativar o metabolismo e a tireoide, o óleo de coco facilita a perda de peso e reduz depósitos de gordura. Torna-se, assim, um excelente alimento para atletas, iniciantes ou não, pois libera energia com rapidez, melhorando a performance.

Para o coração – Em mais de 30% dos casos, o primeiro sinal de doença cardiovascular é a morte súbita. Isso significa: cuide-se, antes que seja tarde. Uma patologia silenciosa, a doença cardíaca é a principal causa de morte no mundo moderno. E, apesar da propaganda em contrário, a verdade é que a gordura insaturada está envolvida de forma primária com doenças cardíacas, e não a gordura saturada natural, como possivelmente você é levado a pensar. Gordura saturada natural não causa problemas cardiovasculares. Perigosa é a gordura poli-insaturada de vegetais e óleos de sementes, que estimulam a formação de trombos. Óleo de coco depura as funções de coagulação do sangue, protegendo-nos contra tromboses.

No combate à compulsão alimentar – A vontade constante de comer ocorre quando o corpo não está recebendo os nutrientes de que precisa. O óleo de coco ajuda a combatê-la, pois contém vitaminas lipossolúveis que permitem maior assimilação de vitaminas e minerais.

Para o aparelho digestivo – O óleo de coco é a gordura ideal para quem apresenta problemas de vesícula, pois não necessita de bile para ser digerido. Sua gordura saturada, combinada às vitaminas lipossolúveis A, D, E e K, facilita o aporte de aminoácidos fundamentais ao fígado, facilitando a desintoxicação do organismo e dando maior suporte às funções hepáticas. Associado à vitamina A, ainda fortalece o sistema imunológico, suavizando afecções como síndrome do cólon irritável e doença de Crohn.

Na proteção da beleza da pele – Funciona como antioxidante. Rebate os efeitos lesivos da radiação ultravioleta, suaviza rugas e combate a flacidez. Óleos poli-insaturados, ao contrário, deixam as paredes das células flácidas, abrindo caminho para as rugas. Esses óleos também estragam rapidamente e, assim, acumulam radicais livres que danificam as células, levando ao envelhecimento precoce.

Em problemas de pele e cabelos – A combinação da gordura saturada do óleo de coco com as vitaminas lipossolúveis A e D é muito eficiente para nutrir a pele e tratar afecções como eczemas, pele seca e rachaduras. Também melhora as funções da tireoide, o que ajuda a combater dermatite seborreica (caspa) e queda de cabelos, mantendo-os brilhantes e saudáveis.

Na perda de peso corporal – A associação de gorduras saturadas de cadeia média com vitaminas A e D melhora as funções da tireoide e combate o acúmulo de gorduras. O consumo constante de óleo de coco natural queima aproximadamente 200 calorias a mais por dia. Sem precisar alterar a alimentação, basta isso para perder cerca de três quilos de gordura em um mês.

Na fadiga crônica – Os TCM do óleo de coco geram mais energia e ainda atacam organismos patogênicos do trato digestivo que contribuem para a fadiga.

Na renovação rápida de energia – Os TCM do óleo de coco geram energia com rapidez, dão suporte para a tireoide e previnem a hipoglicemia. Associados a vitaminas lipossolúveis, oferecem nutrientes vitais para a absorção de vitaminas e minerais.

Nos casos de ansiedade e alterações de humor – Óleo de coco evita oscilações emocionais, porque estabiliza o açúcar na circulação sanguínea. Os ácidos graxos e nutrientes contidos no óleo de coco ajudam o organismo a produzir hormônios adrenais, tão necessários no combate ao estresse. Gorduras trans, ao contrário, inibem a produção desses hormônios. Evitar seu consumo ajuda a aliviar a ansiedade.

Na depressão – Os nutrientes lipossolúveis (vitaminas A, D, E e K) e a gordura saturada do óleo de coco agem em conjunto para aliviar depressão e alterações de humor.

Na hipoglicemia – O uso de óleo de coco em todas as refeições previne a queda do açúcar sanguíneo.

Para a tireoide – O óleo de coco, isoladamente, já ajuda a manter ou recuperar o equilíbrio dessa importante glândula. Seus efeitos serão ainda mais notáveis quando associado à vitamina A.

Nas infecções bacterianas e virais – Triglicérides de cadeia média, como os do óleo de coco, ajudam a destruir vírus no aparelho digestivo. Em associação às vitaminas A e D, formam uma frente de ataque ideal no combate às infecções bacterianas.

Na eliminação de fungos, como a cândida – As propriedades antifúngicas do óleo de coco atuam muito bem no trato digestivo e na pele. Reduzir carboidratos refinados, como açúcar e farinha, e dar preferência a produtos integrais são de grande ajuda no tratamento de candidíase.

Para gases e distensão abdominal – Por suas propriedades antimicrobianas, o óleo de coco combate as bactérias produtoras de gases.

No trato de demências e mal de Alzheimer – Em doses adequadas, a gordura saturada do óleo de coco natural melhora a produção de fosfolipídios no organismo, o que ajuda a prevenir e mesmo reverter problemas cerebrais.

Outras características

- Previne doenças cardíacas, hipertensão, aterosclerose e derrame;
- previne diabetes e alivia os sintomas e riscos associados;
- ajuda no desenvolvimento de ossos e dentes fortes;
- protege contra osteoporose;
- destrói vírus que causam mononucleose, influenza, hepatite C, herpes, aids e outras doenças;
- reduz sintomas associados à pancreatite;
- reduz a severidade dos problemas associados à síndrome de má absorção e fibrose cística;
- alivia sintomas de cálculo vesicular;

- alivia sintomas de doença de Crohn, colite ulcerativa, gastrite e úlcera estomacal;
- alivia dor e irritação causada por hemorroidas;
- reduz inflamação crônica;
- protege contra o câncer, em especial de cólon e mama;
- previne doença periodontal e cáries;
- previne envelhecimento precoce e doença degenerativa;
- alivia sintomas associados à síndrome de fadiga crônica;
- alivia sintomas associados à hiperplasia benigna prostática (aumento da próstata);
- reduz convulsões epilépticas;
- protege contra doença renal e infecção de bexiga;
- previne doença hepática;
- destrói bactérias que causam pneumonia, dor de ouvido, dor de garganta, cáries, envenenamento por alimento, infecções do trato urinário, meningite, gonorreia etc;
- destrói fungos e leveduras que causam cândida;
- elimina ou destrói giárdia e outros parasitas;
- repara infecções de pele;
- reduz sintomas associados com psoríase, eczema e dermatites;
- reduz secura e rachadura de pele;
- previne contra os efeitos lesivos da radiação ultravioleta, como rugas, flacidez de pele e manchas de envelhecimento;
- controla caspa.

O ÓLEO DE COCO E PROBLEMAS DIGESTIVOS

> Por conter ácidos graxos de cadeia média, o óleo de coco tem digestão rápida. Nem precisa de suco pancreático para ser digerido. Chega direto ao fígado, onde se oxida, gerando energia. Nesse processo, não participa de nada que possa depositar colesterol nas artérias.

O tamanho da molécula de ácido graxo é extremamente importante, pois nosso corpo metaboliza ácidos graxos de modo diferente, dependendo do tamanho que apresentam.

Triglicérides de cadeia média (TCM) são menores e mais curtos que os de cadeia longa (TCL). Assim, têm maior solubilidade na água e são digeridos muito mais facilmente. E o que é melhor: eles sequer precisam de enzimas digestivas e bile para serem digeridos, como os TCL.

Assim, os TCM do óleo de coco têm efeito completamente diferente no nosso metabolismo em comparação com os TCL, comumente encontrados nos alimentos. O óleo de coco, portanto, é uma fonte rápida e fácil de nutrição e energia, sendo absorvido em bem menos tempo.

Como as gorduras são digeridas e metabolizadas

Quando ingerimos alimentos contendo TCL, eles passam através do estômago e são liberados no intestino. Necessitam de lipase pancreática para serem digeridos e não são facilmente diluídos pelos fluidos biológicos. No intestino, os TCL, reesterificados em triglicérides, são incorporados pelas células intestinais na forma de partículas grandes, insolúveis, chamadas quilomícrons. Seguem, então, através do sistema linfático e circulatório até o fígado, passando antes por todas as partes do corpo. No fígado, sofrem uma oxidação final. É importante lembrar que TCL são mais susceptíveis a se depositarem como gordura e também mudam a composição gordurosa do sangue.

No consumo de TCM a coisa é diferente. Falando especificamente sobre o óleo de coco, a digestão de seus ácidos graxos (TCM) é rápida e começa ainda na boca para se completar no estômago e na parte superior do intestino. Desta forma, não requer suco pancreático para ser digerido. Ele também tem melhor solubilidade em fluidos biológicos e acaba sendo absorvido diretamente pelo sistema portal (veia porta) e transportado ao fígado para rápida oxidação, gerando energia. Nesse processo, o óleo de coco não produz nenhuma mudança significativa no VLDL (*very low density lipoprotein*), que se acredita ser maléfico para o endurecimento das artérias. Consumindo óleo de coco não haverá depósitos de colesterol nas artérias. Isso jamais ocorreu e nunca ocorrerá.

Com todas essas vantagens, o óleo de coco pode ser chamado de "medicinal", indicado para o preparo de alimentos de pessoas que tenham má digestão e para crianças que precisem de aporte de gorduras. A adição de óleo de coco em fórmulas infantis facilita a absorção de cálcio e magnésio e pode ajudar a tratar parasitoses. Além disso, ele fornece o ácido láurico, presente no leite materno, excelente antimicrobiano.

O ÓLEO DE COCO NA RECUPERAÇÃO DE DANOS CEREBRAIS

> A glicose é o principal combustível do cérebro. Na falta da glicose, ele obtém energia da gordura. No processo, cria corpos cetônicos, que parecem ser altamente benéficos no tratamento de algumas doenças, inclusive diabetes, Alzheimer e Parkinson. A maior fonte de corpos cetônicos são ácidos graxos de cadeia média (TCM). E o óleo de coco é o alimento que está à nossa disposição mais rico nesses ácidos.

O cérebro produz sua própria insulina para converter glicose em vasos sanguíneos e nutrientes, de modo a manter-se vivo e saudável. Se a insulina é insuficiente, o cérebro perde energia e pode sofrer transtornos, como eventual perda de memória, dificuldades para falar e movimentar-se, além de oscilações de personalidade.

Ao se tornarem incapazes de usar a glicose como fonte de energia, certas células do cérebro acabam morrendo, o que contribui para a degeneração mental. Mas há uma alternativa à glicose: as cetonas, produzidas naturalmente pelo corpo quando privado de carboidratos. Para enfrentar a baixa de glicose, o cérebro recorre à energia da gordura. No processo, acaba criando corpos cetônicos (ketoácidos). Mas TCM, a mais rica fonte conhecida de corpos cetônicos, não são produzidos pelo corpo. Precisamos buscar esses ácidos graxos nos alimentos ou em suplementos. O óleo de coco é a maior fonte de TCM disponível.

Cetonas parecem ser a fonte alimentar preferida do cérebro em pacientes afetados com diabetes ou mal de Alzheimer. Pesquisadores já consideram a potencial produção de remédios à base de TCM para tratar doença de Parkinson, doença de Huntington, esclerose múltipla e esclerose lateral amiotrófica (ELA), Alzheimer, epilepsia resistente à medicação, e diabetes do tipo 1 e 2 em que há resistência à insulina. Corpos cetônicos ainda são importantes na recuperação cardíaca pós-infarto agudo e na eliminação de tumores cancerígenos.

É possível estimular a produção de cetonas com o consumo de triglicérides de cadeia média (TCM). Poderoso antioxidante, rico em TCM, o óleo de coco preserva e até recupera a integridade neuronal em diferentes níveis. Usá-lo como suplemento nutricional pode evitar danos cerebrais com origem em processos degenerativos como Alzheimer e Parkinson, que, como o diabetes tipo 2, se relacionam com a resistência à insulina. Atualmente, o Alzheimer já está sendo chamado de diabetes tipo 3.

Para pacientes com mal de Alzheimer, o óleo de coco pode ser a chave para desacelerar e até mesmo reverter a doença. Resultados benéficos são atingidos com doses elevadas do produto.

Na dose certa

As doses de óleo de coco recomendadas para a prevenção de doenças neurológicas degenerativas restringem-se a 20 g por dia, o equivalente a quatro colheres de sopa. Quem já desenvolveu Alzheimer ou apresenta sinais da doença pode tomar quatro colheres de sopa, duas vezes ao dia. O ideal é ingerir a primeira dose no café da manhã, pois o óleo de coco requer, no mínimo, três horas para se converter em cetonas e chegar ao cérebro. A segunda dose deve ser após o almoço. Como as pessoas reagem de formas diferentes ao produto, é aconselhável começar com uma colher de sopa no café da manhã e ir aumentando a quantidade aos poucos, até chegar aos níveis terapêuticos.

ÓLEO DE COCO E ALZHEIMER: RELATO DE UMA EXPERIÊNCIA

> Ao mesmo tempo que vai desconstruindo a habilidade mental da pessoa, o mal de Alzheimer modifica sua personalidade e reduz suas reações ao meio em que vive. Isso foi exatamente o que aconteceu com Steve, marido da Dra. Mary Newport. Depois de muito procurar, ela encontrou no óleo de coco um grande aliado em sua luta pela recuperação de Steve.

A doença não progride com muita rapidez, mas logo Mary Newport começou a perceber que Steve, pessoa ativa e de raciocínio apurado, estava apresentando lapsos de memória para pequenas coisas, evoluindo para perda de compromissos e ocorrências mais sérias como erro em contas de banco, falta de pagamentos de contas etc.

Steve recebeu o diagnóstico de depressão. O médico indicou-lhe remédios e tratamento psiquiátrico. Não funcionou. A memória de Steve continuou a piorar. Então, a Dra. Mary levou-o a um neurologista que lhe prescreveu medicações. Também não funcionou. Ele continuou confuso, vestia só um pé de sapato, chegou ao ponto de não saber mais usar a colher, não reconhecer os parentes próximos, não lembrar sequer que era pai. Mary tentou colocá-lo como participante de um estudo clínico, mas suas condições não o qualificaram. Ao fazer o teste de condição mental, Steve só atingiu 14 de 30 pontos, o que indicava demência. Seu teste genético para Alzheimer foi positivo.

Por acaso, um dia, a Dra. Mary teve acesso à droga química Ketasyn, que estava sendo usada em um estudo experimental para Alzheimer. A medicação chegou a beneficiar 50% das pessoas que a consumiram. Pesquisando, descobriu a lista de substâncias da medicação e, surpresa, viu que os principais ingredientes do remédio eram triglicérides de cadeia média (TCM) provenientes de óleo de coco. A Dra. Mary decidiu, então, que não havia nada a perder: entusiasmada, começou a dar óleo de coco ao marido. Em poucos dias, Steve fez novo teste de condição mental, e o seu resultado foi 18, quando anteriormente havia sido 14. Houve um progresso de 28%. E as melhoras foram aparecendo.

A Dra. Mary passou a se perguntar se essas melhoras realmente estavam ligadas ao uso do óleo. Apesar disso, continuou tratando Steve com óleo de coco. No 37º dia ele já havia conseguido recuperar grande parte das perdas. Após 60 dias de uso, Steve deixou de apresentar tremores, recuperou a memória e voltou a fazer suas atividades físicas e de trabalho normalmente. A Dra. Mary está convencida de que foi o óleo de coco que o ajudou, por uma simples comprovação: durante esse período, houve momentos em que Steve não o ingeriu e os sintomas pioraram. Só havia melhora quando voltava a consumi-lo.

Novos estudos, novas esperanças

Óleo de coco e outros triglicérides de cadeia média (TCM) aumentam a produção de componentes chamados cetonas, compostos criados quando a gordura corpórea é quebrada em energia. Na ausência de carboidratos para gerar energia, o corpo passa a queimar seus depósitos de gordura a fim de criá-la. Por isso pessoas em dieta com pouco carboidrato perdem peso e produzem mais cetonas, um combustível poderoso para o cérebro, especialmente quando esse órgão foi agredido ou se encontra desregulado.

Os cientistas sabem, há anos, que um dos melhores modos de parar com convulsões é colocar o paciente numa dieta com pouco carboidrato. Normalmente, as células cerebrais preferem extrair o seu combustível da glicose. Mas no caso do cérebro desregulado, as células que causam convulsões não podem metabolizar a glicose corretamente. Elas precisam de outra fonte de combustível e essa fonte são as cetonas.

Naquela época, a Dra. Mary não tinha como saber sobre os efeitos das cetonas no cérebro, mas hoje há mais de vinte estudos diferentes sobre o assunto. Esses estudos são publicados em jornais obscuros que a maioria dos médicos não lê. Veja a seguir algumas conclusões:

- confirmam que o cérebro, ao usar cetonas, produz 25% mais energia do que usando glicose;
- apontam que uma alimentação que produz cetonas produz um aumento de 39% no fluxo sanguíneo cerebral;
- constatam que ratos colocados em dieta capaz de produzir cetonas apresentam menos placas cerebrais do que ratos alimentados com dieta básica.

Na minha prática médica, tenho notado melhora notável das funções cerebrais em pacientes que sofrem de Alzheimer e adotam dieta produtora de cetonas associada ao óleo de coco, rico em TCM.

O ÓLEO DE COCO AJUDA A EMAGRECER

Há três boas razões para isso: é rico em triglicérides de cadeia média (TCM), tem menos calorias que as outras gorduras e aumenta o metabolismo.

No corpo, TCM são usados para produzir energia. Não se depositam em células gordurosas. Por isso, o óleo de coco, rico em TCM, pode ser muito útil no controle de peso.

Com a reputação de ser a gordura menos calórica de todas, o óleo de coco é perfeito para dietas de emagrecimento. Essa reputação tem suas razões:

1. Enquanto todas as outras gorduras contêm 9 calorias por grama, o óleo de coco tem 8,6. A diferença não é significativa, mas associada a outras características do produto leva a bons resultados.
2. O óleo de coco atua de forma a diminuir o apetite. Um estudo, publicado no *International Journal of Obesity*, compara a intensidade com que TCM e TCL atuam sobre o apetite. Foi realizado em três etapas de 14 dias. Em cada etapa, os voluntários tiveram acesso livre a alimentos ricos em gorduras, com diferenças apenas no tipo dessas gorduras. Não havia restrições quanto à quantidade de alimentos ingeridos:

- na primeira fase, a alimentação continha 20% de gordura de TCM e 40% de TCL;
- na segunda fase, os alimentos apresentavam iguais quantidades de TCM e TCL;
- na terceira fase, a proporção era de 40% de TCM e 20% de TCL.

O resultado do estudo mostrou que o aumento do conteúdo de TCM na alimentação total diminui o aporte calórico. É que, em comparação a outros óleos, a satisfação do apetite ocorre com maior rapidez e dura bem mais.

TCM eleva o metabolismo

Conforme o metabolismo aumenta, as calorias são consumidas com maior rapidez: mais calorias são queimadas, menos são depositadas nas células adiposas como reserva.

O metabolismo é calculado pela medição de energia expedida, que é a proporção em que as calorias são consumidas. Quanto maior o metabolismo, maior a taxa de consumo de energia. Só o fato de adicionar óleo de coco a uma refeição já irá, essencialmente, reduzir o número efetivo de calorias por refeição.

Em estudo que mediu a expedição de energia antes e depois de uma refeição contendo TCM, a energia expedida em indivíduos de peso normal aumentou 48%. Em outras palavras, o metabolismo aumentou 48%. Em indivíduos obesos, a expedição de energia aumentou 65%! Portanto, quanto mais acima do peso a pessoa estiver, maior é o efeito do óleo de coco em estimular o metabolismo. Essa é uma boa notícia para gordinhos que batalham para perder peso.

Outro dado interessante é que o aumento do metabolismo não acaba em uma ou duas horas após a refeição. Os estudos mostram que, depois de uma refeição contendo TCM, o metabolismo se mantém elevado por 24 horas, queimando calorias numa proporção elevada. Nesse período, você irá desfrutar de um aumento do nível de energia.

Pesquisadores da Universidade McGill, no Canadá, têm observado que substituindo todos os óleos e gorduras TLC da alimentação (como soja, canola, girassol e outros óleos de cozinha típicos) por óleo de coco, rico em TCM, é possível perder mais de 18kg de peso por ano! Você pode alcançar essa meta sem mudar a alimentação ou reduzir o total do número de calorias que consome.

Muitos pacientes magros me perguntam se também irão emagrecer com o uso de óleo de coco. A resposta é: não! Estudos mostram que quanto menos gordura corporal se tem, menor é o efeito do óleo de coco na estimulação do metabolismo e na queima de calorias. O interessante é que pessoas abaixo do peso ou má nutridas ganham peso e mais saúde com o óleo de coco na alimentação. Em resumo, o óleo de coco ajuda as pessoas a atingirem seu peso ideal.

Para perder circunferência, óleo de coco!

Um estudo interessante publicado na revista *Lipids* mostra que a suplementação alimentar com óleo de coco pode resultar em redução de medidas na circunferência, além de outros benefícios.

Do estudo, que obedeceu a todos os parâmetros científicos, participaram 40 mulheres (entre 20 e 40 anos) divididas em dois grupos. Durante 12 semanas, um grupo recebeu suplementação diária de duas colheres de sopa de óleo de soja (grupo soja). O outro grupo recebeu quantidade similar de óleo de coco (grupo óleo de coco). Ambos os grupos foram orientados a seguir uma dieta balanceada hipocalórica e a caminhar diariamente por 50 minutos. Os resultados foram animadores!

No grupo do óleo de coco constatou-se:
- redução da circunferência abdominal e obesidade abdominal;
- aumento dos níveis de HDL colesterol (o bom);
- redução da relação LDL/HDL, de grande importância para a saúde.

O grupo do óleo de soja mostrou:
- manutenção das medidas da circunferência e da obesidade abdominais;
- aumento de colesterol total;
- aumento de LDL (colesterol ruim);
- aumento da relação LDL/HDL, o que é ruim para a saúde;
- diminuição do HDL colesterol (o bom colesterol).

Diante dos resultados, os autores do estudo concluíram: "Parece que a suplementação com óleo de coco não causa dislepidemia (uma alteração anormal na quantidade de colesterol e na gordura do sangue) e parece que promove a redução da obesidade abdominal". Parece? Acho que foram cautelosos demais!

Estudos prévios já haviam confirmado: triglicérides de cadeia média reduzem a expressão dos genes adipogênicos, ou seja, que causam ganho de gordura. Especificamente os triglicérides de cadeia média, encontrados no óleo de coco, promovem perda de peso, reduzem a gordura corporal, amenizam a sensibilidade à insulina e melhoram a tolerância à glicose.

Esses estudos são bons exemplos de como muitas teorias comuns sobre nutrição podem ser seriamente enganosas. Gordura saturada tem sido erroneamente citada como a causa de colesterol elevado e doença cardíaca nos últimos sessenta anos, quando na verdade é o contrário!

As elevadas estatísticas atuais de doença cardiovascular mostram que o consumo de óleo poli-insaturado (como o de soja) em substituição ao óleo saturado (como o do coco) é que anda entupindo artérias por aí!

No começo do século passado, doença coronariana era raridade. Somente após 1950 as doenças cardiovasculares começaram a aumentar. Foi quando se passou a substituir gorduras saturadas, como manteiga e banha, por óleos hidrogenados de vegetais (gordura trans).

Hoje, o óleo de soja corresponde a 68% dos óleos vegetais e gorduras consumidas pelos norte-americanos. Deu no que deu: epidemia de obesidade e suas sequelas.

ÓLEO DE COCO E PROTEÇÃO ANTIOXIDANTE

> O que doença cardíaca, câncer, hipertensão, rugas, manchas de envelhecimento, artrite, catarata e perda de memória têm em comum? Envelhecimento não é a resposta. A resposta é: o aumento de geração de radicais livres pelo organismo. Com alto poder antioxidante, o óleo de coco revela-se um agente de peso na prevenção e no combate a essas doenças.

Diversos fatores provocam a alteração física e química de moléculas, gerando radicais livres. Entre eles podemos citar radiação solar, campos eletromagnéticos, má nutrição, estresse mental e físico, doenças etc.

Radicais livres têm sido identificados como a causa de mais de sessenta problemas de saúde. Eles nem sempre são causa primária, mas encontram-se envolvidos nos processos, no mínimo, como colaboradores.

O processo oxidativo que ocorre nas gorduras, conhecido como lipoperoxidação, é o fator principal, por gerar maciças quantidades de radicais livres com significativo impacto na saúde.

Numerosos estudos nos mostram que as gorduras poli-insaturadas promovem câncer pela geração excessiva de radicais livres que atacam o DNA das nossas células. O óleo de coco tem o efeito oposto, agindo como protetor antioxidante e diminuindo a lipoperoxidação. Gorduras saturadas são altamente resistentes à lipoperoxidação e à rancidificação.

Estudos mostram também que os antioxidantes são efetivos na proteção contra esses agentes lesivos na geração das doenças. Por isso os fabricantes usam gordura saturada em seus produtos, pois ela protege a gordura poli-insaturada da rancidificação.

Gordura saturada, tudo de bom!

- Está comprovado que gorduras saturadas, como a de coco, protegem as células cardíacas contra lesões.
- O óleo de coco resiste até um ano em temperatura ambiente sem ficar rançoso, enquanto os óleos insaturados se rancificam em poucas horas, mesmo refrigerados.
- O óleo de coco reduz nossa necessidade de vitamina E, tem boa ação antioxidante, protege contra o câncer, doenças cardiovasculares e o envelhecimento precoce.
- Quanto mais insaturado o óleo, maiores os efeitos negativos sobre a tireoide e a produção do hormônio tireoidiano. Podem ocorrer hipotireoidismo aparente, aumento do colesterol, do índice de mortalidade por infecções, bem como câncer e doenças cardiovasculares. Já o óleo de coco saturado ativa o metabolismo e preserva as funções da tireoide.
- Atualmente, frações do óleo de coco são usadas como drogas no tratamento de doenças – ácido butírico para câncer e os ácidos láurico e mirístico para infecções virais. E combinações de gorduras de cadeia média, como as que ele possui, são vendidas para emagrecimento.
- Quer mais? Pois saiba que em Yucatán, onde o uso da gordura de coco é rotina, a população apresenta uma taxa média metabólica 25% maior do que a população norte-americana.

O ÓLEO DE COCO NA COZINHA

> O óleo de coco é perfeito na cozinha.
> Além de conter tudo de bom à preservação da saúde,
> ainda oferece sabor especial. Eu recomendo:
> esqueça os óleos poli-insaturados. O óleo de coco
> natural e o azeite de oliva extravirgem são os únicos
> que devem frequentar sua mesa.

O óleo de oliva extravirgem é a melhor gordura monoinsaturada que funciona bem em saladas e alimentos frios. Não deve ser usado para cozinhar, pois o aquecimento o torna suscetível a dano oxidativo.

O óleo natural de coco, você já sabe: apresenta inúmeras vantagens. Além disso, é o único óleo estável e resistente ao aquecimento. Quando a fritura é inevitável, use-o como alternativa à manteiga, ao óleo de oliva, aos óleos vegetais e às margarinas.

Considero os óleos poli-insaturados, como os de milho, soja, girassol e canola, os piores óleos para usar na cozinha. Essas bombas de Ômega-6 são altamente suscetíveis ao dano pelo aquecimento por causa de suas cadeias químicas. Recomendo que elimine todo o tipo de óleo rico em Ômega-6.

- Há mais elementos tóxicos criados usando-se Ômega-6 nas frituras do que apenas gorduras trans.
- A maioria dos óleos vegetais poli-insaturados tem origem em produtos geneticamente modificados. Isso inclui mais de 90% da soja, milho e canola.

- Óleos vegetais carregados de Ômega-6 desequilibram a proporção que deveriam manter com o Ômega-3. A saúde ressente-se dessa relação inadequada que vem aumentando a incidência de doenças crônicas degenerativas e inflamatórias.

COMO RECONHECER UM ÓLEO DE COCO DE QUALIDADE

O mercado apresenta produtos de diferentes graus de confiabilidade. Na hora de escolher, prefira o óleo de coco extravirgem, prensado a frio, que não seja desodorizado, clareado ou refinado.

Com as características acima, você pode ter certeza de que o produto preserva seus antioxidantes, suas enzimas e seu ácido láurico em valores terapêuticos. Melhor ainda se encontrar um óleo de coco associado às vitaminas lipossolúveis A, D, E e K, pois aí você desfrutará dos melhores resultados possíveis.

Lembre-se que, atualmente, com a grande aversão às gorduras, cada vez mais são consumidos alimentos *low-fat* e *low-cholesterol*, o que prejudica a absorção das vitaminas lipossolúveis A, D, E e K, fundamentais para uma boa saúde e que só podem ser assimiladas na presença de gordura. Fazer uso do óleo de coco, portanto, é uma ótima opção. Procure um complexo vitamínico de óleo de coco com a inclusão desses nutrientes lipossolúveis e receba maiores benefícios.

As quatro vitaminas de peso

Vitamina A é essencial a muitas funções, como reprodução, divisão celular normal, visão (especialmente visão noturna), atuação do sistema imunológico, regeneração óssea, formação do enema dentário, desenvolvimento das crianças e manutenção da saúde da pele. Ativa a glândula tireoide e é vital na estimulação da perda de peso.

Vitamina D, além de lipossolúvel, é um hormônio. Pode reduzir os sintomas de várias doenças crônicas, como diabetes e artrites, previne doenças infecciosas, incluindo H1N1, e câncer. Também aumenta a fertilidade, ajuda a controlar o peso, favorece a boa memória e o bom humor.

Pesquisas recentes apontam novos benefícios para a saúde associados à vitamina D. O fato mais comentado pelos estudiosos é que altas doses de vitamina D reduzem significantemente a mortalidade em geral. Mas há outros:

- há evidências importantes mostrando que a vitamina D é a chave para a correta expressão dos genes;
- fortalece a saúde cardiovascular;
- promove ótimos níveis de colesterol;
- melhora a força muscular;
- ajuda a reduzir a pressão arterial;
- atua na preservação do sistema imune;
- participa da manutenção das funções renais;
- promove ótimos dentes;
- ajuda a manter os ossos fortes e saudáveis;
- tem papel importante na remodelação dos ossos;
- mantém o cálcio em níveis adequados (fator-chave na estimulação da perda de peso);
- ajuda o corpo a lidar com o estresse;
- é necessária na produção de insulina e de vários hormônios.

Vitamina K interfere na liberação de insulina e regulação do açúcar sanguíneo, prevenindo obesidade e diabetes. Pesquisadores já reconhecem sua importância no combate à osteoporose e a outros problemas de saúde, como doenças cardíacas, e sua capacidade de potencializar as qualidades da vitamina D, quando combinada a esta. São muitos os estudos que apontam a importante interação entre vitamina K e vitamina D3, particularmente em termos de fortalecimento ósseo e saúde cardiovascular.

Há ainda novas evidências de que a vitamina K direciona o cálcio a ser absorvido pelo esqueleto, evitando que se deposite onde não deve, como em articulações (artroses), artérias (aterosclerose) e em órgãos, como vesícula (na forma de cálculo vesicular), rins (cálculo renal) e olhos (catarata).

Estudiosos têm se surpreendido com tantas e significativas utilidades da Vitamina K para a manutenção da saúde.

De acordo com o Dr. Cees Vermeer, um de seus maiores pesquisadores, quase todas as pessoas têm deficiência dessa vitamina, assim como apresentam índices insuficientes de vitamina D.

A vitamina K que absorvemos da alimentação pode até ser suficiente para manter uma coagulação sanguínea adequada, porém não basta para garantir proteção contra:

- osteoporose;
- doença cardiovascular;
- varizes;
- câncer de pulmão, próstata, fígado;
- demência e outros problemas cerebrais;
- doenças infecciosas;
- cáries.

Vitamina E é essencial para a vida. Sua ação antioxidante inibe o processo de oxidação das gorduras. É isso que garante maior durabilidade ao óleo de coco. Protege as membranas celulares, dificulta a oxidação nas mitocôndrias e, com isso, potencializa a queima de gorduras. Atua sobre a performance atlética retardando a oxidação.

Tem ainda expressiva atuação na prevenção de doenças causadas pela geração de radicais livres como:

- mal de Alzheimer;
- aterosclerose;
- catarata;
- diabetes;
- infertilidade;
- degeneração macular;
- menopausa;
- artrite reumatoide.

ÁGUA DE COCO É O MELHOR *SPORT DRINK*

> Durante muito tempo, eu também segui a ideia geral de que água de coco deveria ser consumida com moderação, por conter gorduras saturadas e frutose. Afinal, era o que tínhamos de informação. Hoje, tudo mudou. Novos estudos comprovaram suas excelentes qualidades e eu reconsiderei tudo o que afirmava até recentemente.

A água de coco não é apenas refrescante, mas uma usina de nutrientes que oferece uma associação de vitaminas, minerais, aminoácidos, carboidratos, antioxidantes e enzimas, além de outros fitonutrientes que melhoram a produção de nossos hormônios, elementos fundamentais à integridade de nossa saúde. Seu conteúdo eletrolítico (mineral iônico), semelhante ao plasma humano, é internacionalmente considerado como o melhor reidratante oral, ou seja, um super *sport drink*, sem as inconveniências deste, incomparável com qualquer outro produto idealizado pelo homem para esse fim!

Por incrível que pareça, diferente de qualquer outra bebida, é completamente compatível com o corpo humano, podendo até ser aplicada diretamente na veia. Na verdade, os médicos têm usado água de coco intravenosa com sucesso há mais de sessenta anos (na Primeira e na Segunda Guerra Mundial e na Guerra do Vietnã). A ciência médica confirma que sua gama de nutrientes é capaz de favorecer o equilíbrio da química corpórea, inibindo doenças.

Por que essa água é tão especial?

- É rica em vitaminas (especialmente do complexo B), minerais e microelementos (como selênio, zinco, iodo, enxofre e manganês).
- Contém aminoácidos, enzimas, antioxidantes e fitonutrientes.
- Promove reidratação por meio de água e eletrólitos.
- É fonte riquíssima em eletrólitos e sais naturais, especialmente magnésio e potássio. É excelente reidratante e repositor de eletrólitos para esportistas, substituindo *sport drinks* com vantagens.
- Contém poucas calorias, pouco açúcar (apesar de levemente adocicada), sendo que uma porção de água de coco apresenta apenas cerca de 1/5 do açúcar normalmente encontrado em uma porção de suco de frutas. Compõe-se também de fibras, que moderam a absorção do açúcar.
- Contém fito-hormônios, como as citocininas, com efeito antienvelhecimento e antitrombótico.
- Apresenta efeito alcalinizante no organismo, o que corrige os efeitos acidificantes do estresse e da alimentação moderna.
- Ajuda a melhorar a performance do exercício.
- Reduz a transpiração de mãos e pés.
- Beneficia as funções dos rins e dissolve cálculos renais.
- Participa do equilíbrio da glicose sanguínea e da insulina.
- É fonte de minerais traço na forma iônica.
- Melhora a digestão.
- Contém nutrientes que alimentam as bactérias boas para o organismo.

- Fortalece as funções imunológicas.
- Possui ação anti-inflamatória, reduz inchaço em mãos e pés.
- Previne coagulação sanguínea anormal.
- Ajuda nas funções renais, prevenindo e dissolvendo cálculos.
- Protege o coração, pois é rica em potássio e magnésio.
- Previne aterosclerose, reduzindo a formação de placas nas artérias.
- Melhora a circulação sanguínea.
- Reduz pressão arterial.
- Combate a constipação e atua sobre os efeitos da diarreia.
- É um tônico digestivo, pois estimula as bactérias boas da flora intestinal.
- Previne osteoporose.
- Contribui para a saúde e a elasticidade da pele, combate rugas e manchas.
- Melhora a performance atlética.
- Possui propriedades antienvelhecimento.
- É antimicrobiana.
- Protege a saúde dos olhos, controla a catarata.
- Tem ação anticâncer.

Equilíbrio eletrolítico

Os eletrólitos são compostos orgânicos que se tornam íons em soluções e têm a capacidade de conduzir eletricidade. São importantes para a sinalização elétrica. Não se esqueça de que cérebro, coração, músculos e sistema nervoso são todos sistemas bioelétricos. As células usam os eletrólitos para manter a voltagem entre as membranas celulares e transportar impulsos elétricos de umas para outras.

A água de coco é uma das mais ricas fontes naturais de eletrólitos. Ao transpirarmos, perdemos eletrólitos, especialmente sódio e potássio, que devemos repor por meio de alimentação e água. É ótima para prevenir desidratação após exercícios extenuantes, vômitos ou diarreias.

A água de coco contém eletrólitos importantes para o organismo.

- **Cálcio:** preserva a saúde dos ossos.
- **Sódio:** o íon positivo mais importante encontrado fora das células e um dos que mais se perdem durante exercícios. É eliminado por meio da urina e do suor.
- **Magnésio:** importante na manutenção de ossos saudáveis e na transferência de energia no corpo. Ajuda na contração muscular regulando a função dos nervos.
- **Potássio:** o íon mais importante no interior das células, regula o ritmo cardíaco e as funções musculares. A água de coco contém 295 mg de potássio, cerca de 15 vezes mais do que nos oferece uma bebida eletrolítica de esportista.

A importância do potássio

Potássio é essencial para o funcionamento correto de coração, rins, músculos, nervos e sistema digestivo.

Há mais de mil anos, durante o período paleolítico, após a transição do homem de caçador para agricultor, a alimentação humana era formada por cerca de 65% de vegetais e 35% de alimentos de origem animal. Como vegetais contêm bem mais potássio do que alimentos de origem animal, a proporção entre potássio e sódio era o oposto do que temos atualmente. Hoje, como resultado dessa herança genética, muitas pessoas desenvolvem hipertensão arterial, o que pode ser evitado usando-se suplemento de potássio, especialmente na forma de bicarbonato de potássio. A quantidade necessária é cerca de 1,05 g de bicarbonato de potássio, quatro vezes por dia, durante as refeições. Para ter os mesmos benefícios, é preciso beber cerca de seis copos de água de coco por dia. Mas, anote: quem usa diurético seletivo de potássio não deve usar suplemento de potássio.

A melhor reidratação

Diante desses dados, indivíduos que se exercitam deveriam trocar *sport drinks* por água de coco. Assim, deixariam de jogar dinheiro fora, bem como saúde, pois essas bebidas normalmente contêm açúcar refinado, corantes artificiais e outras substâncias químicas. Não há o que discutir: água de coco natural é o máximo para repor os eletrólitos perdidos. Se a atividade física for intensa, durante mais de 60 minutos, a perda de eletrólitos pela transpiração será grande. Será preciso bem mais do que água para repor os eletrólitos perdidos. É onde entra a água de coco, com muitas vantagens sobre os *sport drinks*. No caso de atividades físicas de até 30 minutos, só água já é suficiente.

Um *plus*: citocinina

Além de eletrólitos, vitaminas e minerais, a água de coco contém algo especial: citocininas, hormônios vegetais que regulam crescimento, desenvolvimento e envelhecimento. Apresentam ação antienvelhecimento em humanos, diminuindo a velocidade do desgaste celular, bem como ação antitrombótica, reduzindo o risco de formação de coágulos sanguíneos. São ainda potentes anticancerígenos.

Há ainda outros aspectos importantes a considerar sobre a água de coco. Por apresentar alto nível de potássio, ajuda a prevenir ataque cardíaco e reduz a pressão arterial. Em estudo de destaque, 71% dos participantes apresentaram diminuição da pressão arterial por consumirem água de coco.

Benefícios importantes também foram observados em relação ao sistema urinário. Segundo um estudo do professor Dr. Eugenio Macalalag, diretor do departamento de Urologia do Chinese General Hospital, nas Filipinas, a água de coco é efetiva no tratamento de pacientes com cálculo renal e uretral pois, consumida de duas a três vezes por semana, pode reduzir significantemente o tamanho dos cálculos, facilitando sua eliminação e evitando a necessidade de cirurgia.

Como se isso tudo não bastasse, mais uma boa notícia sobre a água de coco: age como estimulante sexual e ajuda a aumentar o desempenho físico.

Já tomou sua água natural hoje?

Mas lembre-se: alimentos industrializados não são iguais aos naturais.

FIBRA DE COCO

> Os dois principais ingredientes do coco, além da riquíssima água, claro, são gorduras e fibras. As fibras fornecem benefícios complementares aos do óleo e não devem ser menosprezadas devido ao importante papel na preservação da saúde como um todo e, em especial, do aparelho digestivo.

Há dois tipos de carboidratos: os digestíveis e os não digestíveis. Os digestíveis consistem em amido e açúcar e fornecem calorias. Os não digestíveis são simplesmente fibras, não assimiladas por nós, humanos, e por isso não geram calorias. Cerca de 71% do coco são de carboidratos das fibras e os 29% restantes são compostos por amido e açúcar. Portanto, no coco há muito pouco carboidrato digestível. Isso o torna excelente escolha para pessoas que procuram por alimentos com pouco carboidratos.

Para se ter uma ideia, farelo de trigo é uma das maiores fontes de fibra que se pode encontrar. O coco contém quase duas vezes mais fibras e, ao contrário do farelo de trigo, tem gosto agradável e não irrita as delicadas paredes intestinais, além de não dar origem, como o farelo de trigo, às chamadas lectinas e gliadinas implicadas na intolerância ao glúten e no aumento da permeabilidade intestinal. Se você procura colocar mais fibras em sua alimentação, o coco é um excelente meio para isso.

Por que fibras são importantes?

- Satisfazem o apetite, sem acrescentar calorias.
- Podem diminuir o colesterol e o açúcar sanguíneo.
- Reduzem o risco de doença cardíaca, pressão arterial alta, diabetes e doenças intestinais como síndrome do cólon irritável e câncer de cólon.

A maioria dos suplementos dietéticos com essas finalidades têm gosto de difícil aceitação, enquanto a fibra de coco é agradável. Além disso, medicamentos nem sempre cumprem o que prometem.

Saúde em primeiro lugar

Sabemos que as fibras desempenham um papel significativo no processo digestivo e podem afetar dramaticamente nossa saúde. Elas não fornecem calorias ou aminoácidos, mas podem ser consideradas como nutriente, na medida em que ajudam o sistema digestivo a elaborar melhor os alimentos, permitindo que sejam melhor assimilados.

Alimentação pobre em fibras leva a muitos problemas de saúde. Por essa razão, elas têm tanta importância quanto a vitamina C, o cálcio ou outro nutriente essencial.

Quando o consumo de fibras é alto, a possibilidade de doenças degenerativas é baixa. Fibras regulam a atividade intestinal, porque absorvem água, gerando um meio que lubrifica e ativa mais rapidamente a limpeza desse órgão. Em essência, fibra é o modo natural de manter o intestino limpo e saudável. Uma alimentação pobre em fibras, consequentemente, com muitos alimentos refinados e altamente processados, leva à constipação, responsável por numerosos problemas de saúde.

Há uma conexão direta entre constipação e outros problemas importantes de saúde. Todos causados por dificuldade em se expelir as fezes. Pesquisas sugerem que fibras podem ajudar a prevenir e tratar:

- doença degenerativa;
- apendicite;
- hérnia hiatal;
- hemorroidas;
- varizes;
- obesidade;
- constipação e diarreia;
- diverticulites;
- hérnia de hiato;
- cálculo de vesícula;
- síndrome do cólon irritável;
- colite;
- doença de Crohn;
- doença cardíaca;
- derrame;
- colesterol elevado;
- hipertensão arterial;
- hipoglicemia;
- diabetes;
- câncer de cólon;
- câncer de mama;
- câncer de ovário;
- candidíase;

- depressão;
- irritabilidade;
- acúmulo de toxinas.

Fibras de coco, em especial, absorvem químicos carcinogênicos e reduzem os efeitos lesivos de enzimas promotoras de tumor.

Fibras e bactérias

Fibras são essenciais para a boa saúde, pois alimentam bactérias do bem no trato intestinal. Essas bactérias produzem vitaminas e outras substâncias importantes à saúde e ao bem-estar. Quando consumimos a quantidade adequada de fibras, forma-se uma boa flora intestinal bacteriana, de modo que bactérias e fungos, como a cândida, que competem por espaço no trato intestinal, ficam sob controle.

Uma das razões mais importantes para valorizarmos as bactérias do bem é o fato de produzirem ácidos graxos de cadeia curta (AGCC), como ácido acético e butírico. Apesar de não tão potentes como os TCM, os AGCC, sintetizados a partir das fibras dietéticas pelas bactérias intestinais, desempenham um papel vital para a saúde em geral, especialmente do cólon. Na verdade, são o alimento preferido das células do cólon.

Os AGCC são parecidos com os TCM encontrados no óleo de coco e possuem muitas características iguais. Ambos têm habilidade para destruir micro-organismos causadores de doenças. Outra similaridade entre TCM e AGCC é a habilidade de passar através das membranas celulares chegando às mitocôndrias sem a ajuda de insulina ou de carnitina.

A deficiência de AGCC promove deficiências nutricionais que podem causar inflamação e sangramento.

Tipos de fibras

Há dois tipos de fibras: as solúveis e as insolúveis, cada uma com características próprias e benefícios específicos.

Fibras solúveis se dissolvem parcialmente em água. Consistem em goma, pectina e mucilagem, encontradas em abundância nas frutas e nos vegetais.

Fibras insolúveis não se dissolvem em água. Consistem em lignina, celulose e hemicelulose, porções estruturais de madeira ou plantas. Encontradas primariamente em grãos, amêndoas e legumes, elas melhoram a consistência das fezes e regulam o trânsito intestinal.

Nosso organismo precisa dos dois tipos de fibras.

Enquanto o farelo de trigo é composto primariamente de fibras insolúveis, as fibras de coco são 93% insolúveis e 7% solúveis. Se você acha 7% pouco, saiba que o coco é bem mais rico nesse tipo de fibra do que os farelos de trigo e de arroz. Portanto, é mais eficaz na redução do colesterol e na regulação do açúcar no sangue. Sua maior vantagem sobre outros alimentos, porém, é possuir alta percentagem de fibras insolúveis, mais que o trigo. Isso faz da fibra de coco uma opção promissora como proteção contra problemas de saúde.

Pesquisas mostram que mesmo uma quantidade pequena de fibras na alimentação tem significativa influência na saúde. Há 21% menos risco de ataque cardíaco e doenças cardiovasculares para quem adota uma alimentação rica em fibras. Bastam cerca de 23 g diárias, somente 8 a 9 g acima da média. Para isso, é suficiente substituir pão de trigo integral ou branco por pão com cereais em grãos, ou adicionar algumas fibras extras à dieta. Suplemento dietético feito com coco mostra-se boa fonte de fibras. Use somente uma a duas colheres de sobremesa, misturado com bebidas, sopas, cereais quentes, sorvete etc.

FARINHA DE COCO

> É mais uma das maravilhas do coco.
> A matéria-prima do produto são
> amêndoas (carne) de cocos secos orgânicos,
> depois da extração da água e do óleo extravirgem.

A farinha de coco é um produto sem mácula: é orgânica, seu açúcar é natural, não apresenta qualquer aditivo ou conservante, é rica em fibras e não contém glúten. Na verdade, possui mais fibras do que outros grãos que contêm glúten: quatro vezes mais do que farelo de aveia, duas vezes mais que farelo de trigo e três vezes mais que semente de linhaça moída. Farinha de coco também contém ferro (Fe) e mais de 10% de sua composição é de proteínas. Seu teor de carboidratos é relativamente baixo.

"Dietary fiber from coconut flour: a functional food", é um recente estudo publicado pela revista *Innovative Food Science and Emerging Technologies* e realizado pelo Food and Nutrition Research Institute, Department of Science and Technology of Philippines.

O estudo mostra que o índice glicêmico de alimentos suplementados com farinha de coco diminui com a adição de níveis crescentes de fibras dietéticas presentes na farinha de coco. Mostra também que de 15% a 25% de fibras dietéticas provenientes da farinha de coco podem reduzir o colesterol total, o colesterol LDL e os triglicérides de seres humanos que apresentam níveis de colesterol moderadamente elevados.

O estudo concluiu, ainda, que a farinha de coco é uma rica fonte de fibra dietética, fermentável, que produz ácidos graxos de cadeia curta. Também constatou que o aumento crescente dessas fibras na alimentação afeta muito pouco ou nada a absorção dos minerais disponíveis nos alimentos – grãos sem maceração (hidratação) podem levar a deficiências minerais por causa de uma substância chamada ácido fítico, que se liga com os minerais presentes nos alimentos, impedindo sua absorção. A farinha de coco parece ser uma maneira eficaz de evitar esse problema.

Os resultados desse estudo estão servindo de base para o desenvolvimento de produtos com farinha de coco como alimentos funcionais em todo o mundo. Esta é uma boa notícia, pois farinha de coco, ao contrário de outras, passa a ser uma opção saudável na substituição da farinha de trigo.

Ao contrário de outras fibras, a farinha de coco pode ser empregada para fazer produtos de panificação e deliciosos pratos principais muito mais saborosos do que aqueles feitos com as demais alternativas ao trigo. Além disso, não é só uma farinha sem glúten e com proteínas, mas também uma farinha livre de grãos.

Isso é importante especialmente para indivíduos que necessitam de dietas rigorosas sem o uso de grãos. Para eles, a farinha de coco abre um mundo de deliciosas possibilidades para pães, bolos e outras receitas. Pães feitos com farinha de coco são leves e macios e apresentam excelente sabor e textura.

Para adicionar fibra extra às suas receitas, basta substituir de 10% a 30% da farinha de trigo recomendada por farinha de coco. Algumas receitas, como bolos e pães rápidos, podem ser preparadas com 100% de farinha de coco e, portanto, serão 100% livres de glúten! Uma vez que a farinha de coco contém açúcar natural proveniente da carne do coco, as receitas preparadas com ela necessitam de menos açúcar.

A farinha de coco é muito versátil e saborosa. Pode ser adicionada à sua alimentação diária sem grandes problemas, como complemento de fibras e proteínas em vitaminas e sorvetes, como espessante em molhos e sopas, polvilhada sobre seus pratos favoritos, dando-lhes um gostinho especial, ou simplesmente dissolvida em água, formando uma bebida rica em fibras e proteínas, com leve sabor do fruto. As possibilidades são muitas.

CUIDADO: VOCÊ PODE ESTAR PRECISANDO DE GORDURA

> Devido à mania de cortar gordura da alimentação, como se fosse um alimento do diabo, não é difícil colocar a saúde em risco. É bom checar.

Não radicalize com a gordura. Ela tem importante papel no organismo. Caso apresente um ou mais desses sintomas, você realmente pode estar com deficiência de gordura na dieta. Veja quais são eles:

- ganhar peso lentamente;
- ter dificuldade de perder os últimos 5 kg, independente da dieta que faça;
- continuar com fome depois de terminar uma refeição;
- ter desejo por frituras e doces;
- sentir-se sem energia constantemente;
- sentir queda de energia no meio da tarde e precisar de cafeína ou doces para levar o resto do dia;
- sentir-se muito cansado para fazer exercícios;
- resignar-se com ganho de peso e cansaço;
- sofrer de algum problema crônico como depressão, fadiga, hipotireoidismo, problemas digestivos ou desequilíbrio hormonal.

Qualquer um desses sintomas pode significar deficiência de gorduras. Em vez de levar à perda de peso, como nos fazem acreditar, uma alimentação *low-fat* pode estimular compulsões alimentares que levam a comer em excesso. Evitar gorduras saudáveis prejudica a saúde. O organismo precisa de gordura a fim de manter suas funções orgânicas. Mas que seja a gordura certa!

TIRE SUAS DÚVIDAS

Se você ainda tem alguma dúvida, talvez encontre a resposta aqui, onde reunimos as perguntas mais comuns que as pessoas fazem sobre o assunto. Confira!

1) O que é óleo de coco natural?

É um óleo saturado extraído do coco-verde (*Cocus nucifera*), fruto abundante em áreas tropicais e subtropicais.

Produção – É extraído da parte branca, ainda fresca, do fruto – no máximo até 48 h após a colheita. Não deve ser refinado nem desodorizado, pois altera seus ácidos graxos. O ideal é que se origine de plantação orgânica, certificada.

Aparência – Conforme o tempo e a temperatura ambiente, o óleo muda suas características. Em baixas temperaturas, é normal o produto ficar branco e sólido. Entre 24º e 25º ele estará em estado líquido. Não estraga nem fica rançoso, mesmo com bastante tempo de armazenamento.

2) O que é gordura saturada?

Esse tipo de gordura se estrutura de tal forma que todas as ligações de carbono são ocupadas por um átomo de hidrogênio, o que a torna altamente estável em temperatura ambiente, sendo sólida ou semissólida. Por suas características únicas, é menos propensa a se tornar rancidificada quando aquecida e a gerar radicais livres que causam doenças, como problemas cardíacos e câncer.

Encontra-se predominantemente em gordura animal e óleos tropicais, como o óleo de coco, e, em menor quantidade, em todos os óleos vegetais. Pode ser produzida também pelo nosso corpo quando se consome muito carboidrato.

3) Toda gordura saturada é igual?

Não. Há diferenças sutis que causam profundas implicações na saúde. Cortar seu consumo pode causar sérios danos à saúde.

Há mais de 12 tipos diferentes de gordura saturada, mas as que predominam em nossa alimentação são apenas três:

- ácido esteárico;
- ácido palmítico;
- ácido láurico.

É comprovado que o ácido esteárico (encontrado no cacau e na gordura animal) não tem efeito sobre o colesterol. Ele se converte no fígado em gordura monoinsaturada, chamada ácido oleico.

Ácido palmítico e láurico elevam o colesterol total, mas como aumentam o bom colesterol tanto quanto ou mais que o mau colesterol, o risco de doença cardíaca diminui.

4) Que nutrientes se destacam no óleo de coco?

O óleo de coco é a maior fonte de triglicérides de cadeia média (TCM) e a principal fonte de ácido láurico, encontrado também no leite materno. Tem propriedades antimicrobianas que protegem contra vírus, bactérias, fungos e protozoários. Desempenha papel importante na nutrição infantil. O óleo de coco também é chamado de gordura láurica, pois 49% de seus ácidos graxos são de ácido láurico.

Os ácidos graxos que o compõem são:

- 49% ácido láurico;
- 8% ácido caprílico;
- 7% ácido cáprico;
- 18% ácido mirístico;
- 8% ácido palmítico;
- 2% ácido esteárico;
- 6% ácido oleico;
- 2% ácido linoleico.

5) O que são triglicérides de cadeia média (TCM) e qual sua importância?

Cerca de 2/3 do óleo de coco são ácidos graxos de cadeia média, conhecidos como TCM. É a fonte mais rica na natureza em TCM. Esse tipo de ácidos graxos proporciona vários benefícios para a saúde. Confira:

- são menores e não requerem enzimas especiais para serem efetivamente usados pelo corpo, passando facilmente pelas membranas celulares;
- são facilmente digeridos, com isso diminuindo sobrecarga ao sistema digestivo;
- vão direto para o fígado, onde são imediatamente convertidos em energia em vez de serem depositados como gordura;
- estimulam o metabolismo, levando à perda de peso.

Por outro lado, a maioria dos óleos de sementes ou grãos contém triglicérides de cadeia longa (TCL), que não são tão saudáveis. Veja o porquê:

- são difíceis de ser quebrados pelo organismo, requerem enzimas especiais para a digestão;
- impõem maior sobrecarga ao pâncreas, ao fígado e ao sistema digestivo como um todo;
- são depositados no corpo como gorduras;
- podem ser depositados nas artérias sob a forma de colesterol.

6) Como o óleo de coco atua?

Facilmente assimilável, tanto por via oral ou externamente (pele e cabelo), age estabilizando as membranas celulares. Mas, além disso:

- mantém o metabolismo mais acelerado e o organismo mais saudável;
- associado às vitaminas A, D, E e K, extremamente benéficas à saúde, ajuda a fortalecer os ossos e combate radicais livres;
- retarda o envelhecimento da pele e o aparecimento de rugas;
- melhora a absorção de vitaminas;
- não se acumula no organismo;
- não engorda;
- tem ação termogênica, que aumenta a taxa metabólica, queimando mais calorias sem que se precise alterar as atividades do dia a dia – claro, desde que aliado a uma alimentação balanceada, exercícios físicos e bons hábitos de vida;

- aumenta a saciedade e ajuda a controlar a compulsão por carboidratos e doces;
- é o único a apresentar altíssima concentração de ácido láurico, a mesma substância encontrada no leite materno, que estimula o sistema imunológico e auxilia no combate às infecções bacterianas, virais e fúngicas;
- reduz o índice glicêmico, regula o colesterol e mantém os níveis de insulina mais estáveis;
- melhora o sistema digestivo, proporcionando sensação de bem-estar;
- associado às vitaminas A, E, K e D, aumenta o teor nutritivo dos pratos sem transformar o gosto dos alimentos.

7) Por que as pessoas não usam óleo de coco normalmente?

As pessoas estão tendo uma verdadeira obsessão de retirar gorduras de todo tipo de suas dietas. Acham, erroneamente, que elas engordam e provocam doenças cardiovasculares. Um outro aspecto é que a mídia e muitos profissionais da saúde ainda pregam que o melhor é consumir óleos poli-insaturados. Assim, a gordura saturada, como a do óleo de coco, foi demonizada.

8) Como saber se meu organismo está deficiente em gordura?

Caso você sofra de um ou mais dos seguintes sintomas, talvez esteja dieteticamente com falta de gordura. Experimente colocar gordura de qualidade na sua alimentação.

- ganhar peso lentamente;
- ter dificuldade de perder os últimos 5 kg, independente da dieta que faça;
- continuar com fome depois de terminar uma refeição;
- ter desejo por frituras e doces;

- sentir-se sem energia constantemente;
- sentir queda de energia no meio da tarde e precisar de cafeína ou doces para levar o resto do dia;
- sentir-se muito cansado para fazer exercícios;
- resignar-se com ganho de peso e cansaço;
- sofrer de algum problema crônico como depressão, fadiga, hipotireoidismo, problemas digestivos ou desequilíbrio hormonal.

9) O que é gordura trans e o que faz pela saúde?

É uma gordura industrial produzida a partir de óleos de grãos vegetais por meio de um processo químico chamado hidrogenação. Bons exemplos são as margarinas e os óleos hidrogenados comumente à venda. Surgiu com a finalidade de dar mais sabor aos alimentos, mas também por aspectos econômicos: tem vida mais longa (os produtos em que está presente permanecem mais tempo nas prateleiras dos mercados), é de produção barata, possibilita maiores lucros. Há mais de trinta anos vem sendo combatida, na medida em que inúmeros estudos científicos comprovaram o quanto é prejudicial à saúde. Veja como agem as gorduras trans:

- o consumo de ácidos graxos trans, tão presentes na nossa alimentação, está diretamente relacionado ao desenvolvimento de doenças cardiovasculares;
- diminuem o bom colesterol (HDL);
- elevam o colesterol ruim (LDL). Quanto mais gordura trans, maior é o LDL colesterol;
- elevam o colesterol total entre 20 e 30 mg;
- diminuem o volume de leite nas mulheres que amamentam e também sua qualidade;

- diminuem a acuidade visual das crianças;
- precipitam asma nas crianças;
- relacionam-se ao nascimento de crianças de baixo peso;
- aumentam o nível de insulina sanguínea em humanos, favorecendo o risco de diabetes;
- afetam as respostas imunológicas, diminuindo as células B e aumentando as células T;
- diminuem a produção de testosterona;
- interferem na gestação;
- aumentam a resistência à insulina;
- alteram as propriedades fisiológicas das membranas celulares, prejudicando o transporte de substâncias;
- alteram o tamanho e o número das células adiposas;
- potencializam os efeitos adversos da deficiência de ácidos graxos Ômega-6 e Ômega-3;
- aumentam a formação de radicais livres.

10) Existe alguma relação entre gordura saturada e doença cardíaca?

Por muitos anos os pesquisadores têm procurado essa relação, sem sucesso.

Foram avaliados 21 estudos sobre hábitos alimentares e eventos de saúde de 348 mil adultos, observados pelo período de 5 a 23 anos. Não se observou nenhuma diferença de risco de doença cardíaca e derrame entre pessoas com alto ou baixo consumo de gordura saturada.

Estudo recente publicado pelo *American Journal of Clinical Nutrition* aponta que a substituição de gordura saturada por muitos carboidratos, particularmente os refinados, pode exacerbar a resistência à insulina e levar à obesidade, aumentar triglicérides e LDL colesterol e reduzir o benefício do HDL colesterol. Os autores enfatizam que, para melhorar a saúde cardiovascular, diminuindo seus riscos, deve-se dar maior ênfase a:

- limitação do consumo de carboidrato refinado;
- redução do excesso de peso.

11) Como o óleo de coco participa da saúde do coração?

Estudos mostram que, em artérias obstruídas, apenas 26% das gorduras são saturadas. Os 74% restantes são de gordura poli-insaturada (mais da metade!) e insaturada. Como se pode perceber, eliminar a gordura saturada da alimentação, como se fosse a vilã do bando, é um erro que deve ser corrigido, pois pode comprometer a saúde até mesmo de órgãos importantes como o coração.

Gordura saturada gera energia para o coração em momentos de estresse. Estudos mostram que é o alimento preferido do coração, órgão que apresenta externamente um manto de gordura saturada como proteção.

Apesar de muitos profissionais da saúde afirmarem o contrário, é a gordura insaturada que está envolvida de forma primária com doenças cardíacas, e não a gordura saturada natural. Gordura poli-insaturada de sementes e grãos estimulam a formação de trombos pelo aumento da adesividade plaquetária.

O óleo de coco melhora a função plaquetária e ajuda a reduzir níveis de Proteína C-reativa, um indicador de inflamação, que é um dos responsáveis por doença cardíaca.

Em 30% dos casos, o primeiro sinal de doença cardiovascular é a morte súbita. Daí a importância de não nos descuidarmos, elegendo um bom óleo para nossa saúde.

12) Óleo de coco aumenta o colesterol?

O ácido láurico pode elevar o colesterol total. Mas, como aumenta o bom colesterol (HDL colesterol), tanto quanto ou mais que o mau colesterol (LDL colesterol), na verdade acaba diminuindo o risco de doença cardíaca.

13) Óleo do coco emagrece?

Como os TCM são usados para produção de energia em vez de se depositarem como células gordurosas, o óleo de coco pode ser muito útil no controle de peso.

O óleo de coco é uma gordura de baixa caloria, por incrível que pareça. Primeiro, porque tem, na verdade, menos calorias que as outras gorduras. Depois, porque satisfaz o apetite com maior rapidez, o que reduz o consumo calórico. Por fim, ele eleva o metabolismo. Você sabe: conforme o metabolismo aumenta, mais calorias são queimadas, o que evita que se depositem como gordura.

14) Pessoas com problemas de tireoide podem consumir óleo de coco normalmente?

Sim. O produto melhora a função da tireoide. Pessoas com *hipotireoidismo* (produção insuficiente de hormônio tireoidiano) que começam a consumir óleo de coco frequentemente relatam que se sentem com mais energia. Há casos de indivíduos que podem suspender a medicação para tireoide após começarem a consumir óleo de coco. Obviamente, você jamais deve se medicar sem consultar seu médico.

Em caso de *hipertireoidismo*, o óleo de coco ajuda a normalizar as funções da tireoide.

Procure um produto de óleo de coco com vitamina A associada, o que dará a essa glândula os componentes básicos necessários para um bom desempenho.

Sal refinado e frutos do mar também são indicados para problemas de tireoide, bem como manteiga proveniente de leite de vacas criadas em pasto, pois são excelentes fontes de iodo e vitamina A. Soja, porém, interfere nas funções dessa glândula. Deve ser evitada.

15) Diabéticos podem usar óleo de coco?

O corpo envia os TCM diretamente para o fígado, de modo a ser usado como energia. Isso faz do óleo de coco uma fonte poderosa de energia imediata, função similar ao carboidrato simples.

Óleo de coco e carboidrato compartilham a habilidade de levar energia rápida para o corpo, mas diferem num ponto crucial: óleo de coco não produz picos de insulina na corrente sanguínea. Age como se fosse um carboidrato, sem causar os efeitos debilitantes associados a ele, se consumido em excesso.

Diabéticos e pré-diabéticos se beneficiam imediatamente com o uso de óleo de coco. Perdem peso, ganham energia e diminuem a predisposição para o diabetes ou sua evolução.

16) O óleo de coco ajuda a combater problemas digestivos?

Como TCM são menores que TCL, têm digestão e absorção mais fácil e rápida. Na verdade, não precisam de enzimas e outras substâncias para isso, como os TCL. O óleo de coco, portanto, é uma fonte de nutrição e energia obtida sem maiores desgastes para o aparelho digestivo.

17) É verdade que aumenta a energia?

Como o óleo de coco é transformado em energia pura imediatamente após a ingestão, ajuda a corrigir uma possível queda dos níveis de açúcar no sangue entre as refeições, o que normalmente causa perda de energia.

18) Combate o cansaço?

Age como se fosse um carboidrato, gerando energia rapidamente, com a vantagem de não alterar a sensibilidade à insulina. Os TCM do óleo de coco não se depositam como gordura ou colesterol, sendo usados como combustível celular. Portanto, combate o cansaço e a fadiga.

19) Melhora o humor?

O consumo de gordura saturada de boa qualidade (manteiga, carnes de animais criados em pasto e óleo de coco) promovem uma ótima utilização do Ômega-3, o que torna as pessoas mais calmas. É que essas gorduras ajudam a estabilizar o açúcar sanguíneo. Quando você consome muito carboidrato (pão, bolacha, massas, doces, frutas) e pouca gordura, o açúcar sanguíneo pode cair para valores muito baixos entre as refeições, abrindo espaço para ansiedade, depressão ou mau humor.

20) É verdade que diminui a compulsão alimentar?

O óleo de coco satisfaz melhor a fome do que qualquer outra gordura e, provavelmente, melhor do que qualquer outro alimento. Quando associado às refeições, você logo fica satisfeito e não tem apetite entre elas. Portanto você será capaz de dispensar *snacks* e, no final do dia, terá ingerido menos calorias.

Consumir o óleo de coco cerca de duas horas antes do almoço e do jantar nos faz chegar à mesa sem compulsões alimentares.

21) Quem pratica esportes pode se beneficiar com o uso de óleo de coco?

Uma das principais funções do óleo de coco é ativar o metabolismo, promovendo o emagrecimento e a redução de depósitos de gordura. Também melhora o sistema imunológico e ativa a tireoide que, quando lenta, dificulta muito a perda de peso.

Para esportistas, há ainda outras vantagens: acelera os processos de reparação dos tecidos, de regeneração celular e, como o óleo de coco é de fácil digestão e se transforma em energia rapidamente, ainda melhora a performance física e atlética.

22) O óleo de coco rejuvenesce ou clareia a pele?

É considerado um rejuvenescedor, pois, além de melhorar o aspecto da pele, gera energia e disposição – nós entendemos isso como rejuvenescimento. Usado em momentos de cansaço, fadiga, ansiedade ou sensação depressiva, melhora rapidamente esses sintomas.

Como promove desintoxicação e reidrata a pele, age como protetor contra radiação ultravioleta, suaviza e previne rugas, clareia a pele e aumenta sua tonicidade. Tudo isso contribui para um aspecto rejuvenescido.

23) Pode ser passado diretamente sobre a pele?

Quando ingerido, o óleo de coco atua sobre o metabolismo, favorecendo a saúde como um todo. Isso deixa a pele mais saudável, claro. Mas também pode ser usado diretamente sobre áreas de estresse da pele, o que já vem sendo explorado por massagistas.

O óleo de coco age como protetor, diminuindo a oxidação, a formação de radicais livres e os efeitos lesivos da radiação ultravioleta. É, na verdade, um antioxidante.

24) O óleo de coco tem proteção antioxidante?

Doença cardíaca, câncer, hipertensão, rugas, manchas de envelhecimento, artrite, catarata, memória reduzida – o que todas essas condições têm em comum? Você certamente dirá que é o envelhecimento. Está errado. O que há em comum é uma geração com aumento de radicais livres, causando essas doenças degenerativas.

Há diversos fatores que alteram moléculas gerando radicais livres. Entre eles, radiação solar, campos eletromagnéticos, má nutrição, estresse, doenças etc. Radicais livres têm sido apontados como elementos colaboradores ou causa primária de sessenta problemas de saúde! É demais, não? Na verdade, são danos causados pelos radicais livres que levam a esses problemas de saúde.

O processo oxidativo que ocorre nas gorduras, conhecido como lipoperoxidação, é o fator principal, por gerar maciças quantidades de radicais livres, com significativo impacto na saúde. Estudos nos mostram que antioxidantes são efetivos na proteção contra esses agentes lesivos que geram doenças. Numerosos estudos mostram que gorduras poli-insaturadas promovem câncer pela geração excessiva de radicais livres que atacam o DNA das células.

O óleo de coco tem o efeito oposto, agindo como protetor antioxidante e diminuindo a lipoperoxidação. Gorduras saturadas são altamente resistentes à lipoperoxidação e à rancidificação. É por essa razão que os fabricantes usam gordura saturada em seus produtos, pois ela protege a gordura poli-insaturada de se rancidificar.

25) O óleo de coco traz algum risco a saúde?
Nenhum.

26) Quem é alérgico pode fazer uso dele?
Não há alergia ao óleo de coco.

27) Crianças, gestantes e nutrizes podem fazer uso do produto?

Sim, pois a gordura saturada boa é fundamental para o desenvolvimento da criança, tanto na fase embrionária como nos primeiros anos de vida.

28) A partir de que idade pode ser usado?

Não há limite de idade. A partir do momento em que a criança é desmamada, pode-se acrescentar óleo de coco à sua alimentação.

29) É melhor tomar o óleo líquido ou em cápsula?

Líquido muitas vezes não agrada ao paladar ou acaba se tornando enjoativo. Cápsulas não apresentam esse tipo de inconveniência, além de facilitar o uso fora de casa.

30) Interage bem com outros produtos?

Sim, especialmente com:
- vitaminas lipossolúveis A, D, E e K;
- fitoquímicos como carotenoides, incluindo o betacaroteno, luteína, licopeno e zeaxantina;
- bionutrientes solúveis em gordura como a coenzima Q10, o inositol e o ácido lipoico;
- ácidos graxos essenciais (Ômega-3 e Ômega-6).

31) Deve ser tomado puro ou associado a outras vitaminas?

Aconselho procurar no mercado um produto que já inclua na fórmula as vitaminas lipossolúveis A, D, E e K, pois garante melhor resultado terapêutico.

32) Essas vitaminas não engordam?

Não. Vitaminas geram energia, e não caloria e o consequente ganho de peso.

33) Corta o efeito de outros remédios?

Com exceção de anticoagulantes, não.

Não deve ser ingerido com remédios ou alimentos que impedem a absorção de gorduras. Convém respeitar um intervalo de uma hora entre a ingestão desses produtos e do óleo de coco, que certamente irá potencializar uma resposta terapêutica ao emagrecimento.

34) Tem alguma contraindicação ou oferece possíveis reações adversas como espinhas, prisão de ventre, retenção de líquido etc.?

O óleo de coco não é alergênico.

Pode aumentar o trânsito intestinal (ida ao banheiro mais vezes ao dia) em decorrência do processo natural de desintoxicação, pois tem ação bacteriana, fungicida, antivirótica e antiparasitária. Para controlar essa alteração, basta diminuir ou interromper temporariamente seu uso diário.

35) Pode-se interromper seu uso a qualquer momento?

Sim.

36) Qual o melhor horário para usar o produto?

No café, no meio da manhã, no meio da tarde e, para esportistas, uma hora antes do treino. A escolha é sua.

37) Os resultados demoram a aparecer?

Surgem logo nas primeiras semanas de uso.

38) Como saber se um óleo de coco é de boa qualidade?

Procure o óleo de coco com as características mencionadas anteriormente.

39) Qual a diferença em relação a outros óleos ou emagrecedores?

O óleo de coco é natural, não causa nenhum efeito colateral e traz resultados reais, não artificiais.

40) É para uso contínuo ou não?

Associado às vitaminas A, D, E e K, o óleo de coco pode ser usado sem limite de tempo, garantindo-se assim o aporte necessário das vitaminas lipossolúveis, que são imprescindíveis, como a gordura saturada boa, tão em falta na dieta moderna.

41) O óleo de coco já é usado na medicina?

Os triglicérides de cadeia média presentes no óleo de coco são considerados tão nutritivos que já estão sendo usados em fórmulas para bebê e em hospitais, para pacientes em situações críticas de saúde, entubados ou com problemas digestivos. Médicos também o usam para tratar envenenamento por alumínio.

42) O óleo de coco pode ajudar na prevenção do mal de Alzheimer?

Para indivíduos com mal de Alzheimer, o óleo de coco pode ser a chave não só para prevenir, mas reverter a doença. Nesses indivíduos, certas células do cérebro tornam-se incapazes de usar sua fonte básica de energia, que é a glicose. Sem esse combustível, as células cerebrais morrem, contribuindo para a degeneração mental. Mas há uma fonte alternativa de energia, conhecida como cetona. O corpo produz cetonas naturalmente quando privado de carboidratos. A produção de cetonas pode ser aumentada pelo consumo de triglicérides de cadeia média, como os do óleo de coco.

REFERÊNCIAS BIBLIOGRÁFICAS

ADAMS, W.; BRATT, D. E. Young coconut water for home rehydration in children with mild gastroenteritis. *Trop Geogr Med*, 1992; 44:149-153.

ADROGUE, H. J.; MADIAS, N. E. Sodium and potassium in the pathogenesis of hypertension. *The New England Journal of Medicine*, 2007; 356:1966--1978.

ALLEYNE, T. et al. The control of hypertension by use of coconut water and mauby: two tropical food drinks. *West Indian Medical Journal*, 2005; 54:3-8.

ANDERSON, J. W.; GUSTAFSON, N. J. *Dr. Anderson's High-Fiber Fitness Plan*. Lexington, KY: The University Press of Kentucky, 1994.

ANZALDO, F. E. Chemical composition of coconut water as related to its use in intravenous therapy. *Science Review*, 1973; 14:10-16.

Anzaldo, F. E. Coconut water for intravenous therapy and oral rehydration. *Coconuts Today*, 1987; 5:108-113.

ANZALDO, F. E. et al. Coconut water as intravenous fluid. *The Philippine Journal of Pediatrics*, Filipinas, 1975; 24:143-166.

ANZALDO, F. E. et al. Modified coconut water: a suitable fluid for oral rehydration. *Philippine Journal of Science*, 1980; 9-14.

APPLE, L. J. et al. A clinical trial of the effects of dietary patterns on blood pressure. *The New England Journal of Medicine*, 1997; 336:1117-1124.

ASCHERIO, A. et al. Intake of potassium, magnesium, calcium, and fiber and risk of stroke among US men. *Circulation*, 1998; 98:1198-1204.

ASSUNÇÃO M. L. et al. Effects of dietary coconut oil on the biochemical and anthropometric profiles of women presenting abdominal obesity. *Lipids.* 44(7):593-601. jul. 2009.

BABA, N. Enhanced thermogenesis and diminished deposition of fat in response to overfeeding with diet containing medium-chain triglycerides, *The American Journal of Clinical Nutrition*, 1982, 35:379.

BARCISZEWSKI, J. et al. Kinetin-a multiactive molecule. *International Journal of Biological Macromolecules*, 2007; 40:182-192.

_____. A mechanism for the in vivo formation of N6-furfuryladenine, kinetin, as a secondary oxidative damage product of DNA. *FEBS Letters*, 1997; 414:457-460.

CAMPBELL-FALCK, D. et al. The intravenous use of coconut water. *The American Journal of Emergency Medicine*, 2000; 18:108-111.

CHAVALITTAMRONG, B. et al. Electrolytes, sugar, calories, osmolarity and pH of beverages and coconut water. *Southeast Asian Journal of Tropical Medicine and Public Health*, 1982; 13:427-431.

COOKE, J. P. et al. Antiatherogenic effects of L-arginine in the hypercholesterolemic rabbit. *The Journal of Clinical Investigation*, 1992; 90:1168-1172.

COPOPER, E.S. Coconut water. *Lancet*, 1986; 2:281.

DAYRIT, C. S. Coconut Oil: atherogenic or not? *Philippine Journal of Cardiology*, 2003; 31:97-104.

DIETARY reference intakes for water potassium, sodium, chloride, and sulfate. Washington, DC: National Academies Press, 2005.

DOERGE, D. R.; CHANG, H. C. Inactivation of thyroid peroxidase by soy isoflavones in vitro and in vivo. *Journal of Chromotography B*. 777(1,2); 25:269-79 set. 2002.

DOLEZAL, K. et al. Preparation and biological activity of 6-benzylaminopurine derivatives in plants and human cancer cells. *Bioorganic & Medicinal Chemistry*, 2006; 14:875-874.

FIFE, Bruce, N.D., The coconut oil miracle. Disponível em: <http://www.coconut-connections.com/hypothyroidism.htm>.

FIFE, Bruce, N.D. Coconut Oil and Medium-Chain Triglycerides. Disponível em: <http://www.coconutresearchcenter.org/article10612.htm>. Acesso em: 5 jun. 2015.

FIFE, Bruce, N. D., Coconut water for health and healing. http://www.ncbi.nlm.nih.gov/pubmed/12975635.

EISEMAN, B. Intravenous infusion of coconut water. *AMA Archives of Surgery*, 1954; 68:167-178.

EISEMAN, B. et al. Clinical experience in intravenous administration of coconut water. *AMA Archives of Surgery*, 1954; 69:87-93.

_____. Use of coconut water of intravenous infusion. J M A Thailand 1952; 35:29.

ELLIOTT, P. Commentary: role of salt intake in the development of high blood pressure. International Journal of Epidemiology 2005; 34:975-978.

ENIG, M. *Know Your Fats*: The Complete Primer for Understanding the Nutrition of Fats, Oils and Cholesterol. Silver Spring (MD): Bethesda Press, 2000.

ENIG, M; FALLON, S. *Eat Fat, Lose Fat*: The Healthy Alternative to Trans Fats. Londres: Plume, 2006.

EYTON, A. *The F-Plan Diet*. Nova York: Crown Publisher, Inc. 1983.

FANG, J. et al. Dietary potassium intake and stroke mortality. *Stroke*, 2000; 31:1532-1537.

FIFE, B. *Coconut Cures*: Preventing and Treating Common Health Problems with Coconut. Colorado Springs (CO): Piccadilly Books, 2005.

FRIES, J. H.; FRIES, M.W. Coconut: a review of its uses a they relate to the allergic individual. *Annals of Allergy*, 1983; 51(4):472-481.

FUSHIKI, T.; MATSUMOTO, K. Swimming endurance capacity of mice is increased by consumption of medium-chain triglycerides. *Journal of Nutrition*, 1995; 125:531. http://www.coconut-connections.com/hypothyroidism.htm

GALLO, R. C. et al. Isopentenyl adenosine stimulates and inhibits mitosis of human lymphocytes treated with phytohemagglutinin. *Science*, 1969; 165:400-402.

GANNOM, M. C. et al. Oral arginine does not stimulate an increase in insulin concentration but delays glucose disposal. *The American Journal of Clinical Nutrition*, 2002; 76:1016-1022.

GE, L. et al. Determination of cytokinins in coconut (Cocos nucifera L.) water using capillary zone electrophoresis-tandem mass, spectrometry. *Electrophoresis*, 2006; 27:2171-2181.

GELIEBTER, A. Overfeeding with a diet of medium-chain triglycerides impedes accumulation of body fat. *Clinical Nutrition*, 1980; 28:595.

GIRO, B. J.; DREISS, G. Renal secretion in man. *Archivos Hospital Rosales*, San Salvador 1943; 35-66.

GOLDSMITH, H.S. Coco-nut water for intravenous therapy. *British Journal of Surgery*, 1962; 49:421-422.

GROVES, B. Second Opinions: Exposing Dietary Misinformation: The Cholesterol Myth.

Raymond Peat Newsletter, Coconut Oil, reproduzido em: www.heall.com.

HARIG, J. M. et al. Treatment of diversion colitis with short-chain-fatty acids irrigation. *The New England Journal of Medicine*, 1989; 320(1):23-28.

HARUN, N. et al. The use of young coconut water in pediatric cholera. *Paediatrica Indonesia* 1979; 19:219-225.

HICKING, A. Coconut water, its potential as a natural parenteral fluid. Tenth Pacific Science Congress, Havaí, 21 set. 1961.

INTERNATIONAL STUDY GROUP on Reduced-Osmolarity ORS Solutions. Multicentre evaluation of reduced-osmolarity oral rehydration salts solution. *Lancet*, 1995; 345:282-285.

ISAACS, C. E.; LITOV, R. E.; MARIE, P.; THORMAR, H. Addition of lipases to infant formulas produces antiviral and antibacterial activity. *Journal of Nutritional Biochemistry*, 1992; 3:304-308.

ISAACS, C. E.; SCHNEIDMAN, K. Enveloped viruses in human and bovine milk are inactivated by added Fatty Acids (FAs) and Monoglycerides(MGs). *The FASEB Journal*, 1991;5: Abstract 5325, p. A1288.

JACOBS, D. R., Jr. et al. Is whole grain intake associated with reduced total and cause-specific death rates in older women? The Iowa Women's Health Study. *American Journal of Public Health*, 1999; 89(3):322-329.

JELLIFFE, D. B. Coconut milk infusion. Letters to the Editor. *Lancet*, 1966; 2:968.

JEWELL, D. R; JEWELL, C. T. *The Oat and Wheat Bran Health Plan*. Nova York: Bantam Books, 1989.

KABARA, J. J. *The Pharmacological Effect of Lipids*. Champaign, III: The American Oil Chemists' Society, 1978.

KAUNITZ, H.; DAYRIT, C. S. Coconut oil consumption and coronary heart disease. *Philippine Journal of Internal Medicine*, 1992; 30:165-171.

KHAW, K.T.; BARRETT-CONNOR, E. Dietary potassium and stroke--associated mortality. A 12-year prospective population study. *The New England Journal of Medicine*, 1987; 316:235-40.

KNOPP, R. H.; RETZLAFF, B. M. Saturated fat prevents coronary artery disease? An American paradox. *American Journal of Clinical Nutrition*, v.80, n.5, p. 1102-1103, nov. 2004.

KRISHNA, G. G. et al. Increased blood pressure during potassium depletion in normotensive men. *The New England Journal of Medicine*, 1989; 320:117--1182.

KUBERSKI, T. et al. Coconut water as a rehydration fluid. N Z Med J 1979; 90:98-100.

LHR, L. et al. Total body potassium depletion and the need for preoperative nutritional support in Crohn's disease. *The Annals of Surgery*, 1982; 196:709--714.

LIU, S. et al. Whole-grain consumption and risk of coronary heart disease: results from the Nurses' Health Study. *The American Journal of Clinical Nutrition*, 1999; 70:412-419.

_____. Whole-grain consumption and risk of ischemic stroke in women: A prospective study. *JAMA*, 2000; 284(12):1534-1540.

LUDAN, A. C. Modified coconut juice on the formation of hyperlipidemia and Atherosclerosis. *Chinese Journal of Preventive Medicine*, 1995; 29(4):216-8.

LUDWIG, D. S. et al. Dietary fiber, weight gain, and cardiovascular disease risk factors in young adults. *JAMA*, 1999; 282:1539-1546.

MACALALAG, E. V.; MACALALAG, A. L. Bukolysis: young coconut water renoclysis for urinary stone dissolution. *International Surgery*, 1987; 72:247.

MAMARIL, J. C. et al. Enhancement of seedling growth with extracts from coconut water. *Philippine Journal of Crop Science*, 1988; 13:1-7.

MANOJ, G. et al. Effect of dietary fiber on the activity of intestinal and fecal beta-glucuronidase activity during 1, 2-dimethylhydrazine induced colon carcinogenesis. *Plant Foods of Human Nutrition*, 2001; 56(1):13-21.

MANTENA, S. K. et al. In vitro evaluation of antioxidant properties of Cocos nucifera Linn. Water. *Die Nahrung*, 2003; 47:126-131.

MARINA, A. M.; MAN, Y. B.; NAZIMAH, S. A.; AMIN I. Antioxidant capacity and phenolic acids of virgin coconut oil. *International Journal of Food Sciences and Nutrition*, 2009; 60 Suppl, 2:114-23.

MATSUMOTO, M.; KOBAYASHI, T.; TAKENAKA, A.; ITABASHI, H. Defaunation effects of medium chain fatty acids and their derivatives on goat rumen protozoa. *The Journal of General and Applied Microbiology*, v.37, n.5, 1991, p. 439-445.

MAUGHAN, R. J. et al. Post-exercise rehydration in man; effects of electrolyte addition to ingested fluids. *European Journal of Applied Physiology*, 1994; 69:209-215.

MAXWELL, A. J.; COOKE, J. P. Cardiovascular effects of L-arginine. *Current Opinion in Nephrology & Hypertension*, 1998; 7:63-70.

MOJUMDAR, N. G. Intravenous use of green coconut water in pediatric practice; a preliminary report. *Journal of Indian Medical Association*, 1951; 20:211-212.

MOOKERJEE, B. K. et al. Effects of plant cytokinins on human lymphocyte transformation. *Journal of Reticuloendothelial Society*, 1979; 25:299-314.

MOZAFFARIAN, D.; RIMM, E. B.; HERRINGTON, D. M. Dietary fats, carbohydrate, and progression of coronary atherosclerosis in postmenopausal women. *American Journal of Clinical Nutrition*, 2004; 80:1175-84.

NEVIN, K. G.; RAJAMOHAN, T. Effect of topical application of virgin coconut oil on skin components and antioxidant status during dermal wound healing in young rats. *Skin Pharmacology and Physiology*, 2010; 23(6):290-7.

_____. Beneficial effects of virgin coconut oil on lipid parameters and in vitro LDL oxidation. *Clinical Biochemistry*. 37(9): 830-835. set. 2004.

NEW, S. A. et al. Dietary influences on bone mass and bone metabolism: further evidence of a positive link between fruit and vegetable consumption and bone health? *The American Journal of Clinical Nutrition*, 2000; 71:142-151.

OLURIN, E. O. et al Intravenous coconut water therapy in surgical practice. *The West African Journal of Medicine*, 1972; 21:124-131.

OOPIK, V. et al. Effect of alkalosis on plasma epinephrine responses to high intensity cycle exercise in humans. *European Journal of Applied Physiology*, 2002; 87:72-77.

PIATTI, P. M. et al. Long-term oralL-arginine administration improves peripheral and hepatic insulin sensitivity in type 2 diabetic patients. *Diabetes Care*, 2001; 24:875-80.

POBLETE, G. S. et al., The effect of coconut water on intraocular pressure of normal subjects. *Philippine Journal of Ophthalmology*, 1999; 24:3-5.

PQBAL, Q. M. Direct infusion of coconut water. *Medical Journal of Malaysia*, 1976; 30:221-223.

PRADERA, E. S. et al. Coconut water: clinical and experimental study. *The American Journal of Diseases of Children*, 1942; 64:977.

PRIOR, I. A., DAVIDSON, F.; SALMOND, C. E.; CZOCHANSKA, Z. Cholesterol, coconuts, and diet on Polynesian atolls: a natural experiment: the Pukapuka and Tokelau Island studies. *American Journal of Clinical Nutrition*, 1981; 34:1552-1561.

PUMMER, S. et al. Influence of coconut water on hemostasis. *The American Journal of Emergency Medicine*, 2001; 19:287-289.

RANTI, I. S. et al. Coconut water for intravenous fluid therapy. *Paediatrica Indonesiana*, 1965; 5 Suppl:782-792.

RAO, P. S. et al Intavenous administration of coconut water. *The Journal of the Association Physicians of India*, 1972; 20:235-239.

RATTAN, S. I. S.; Clark, B. F. C. Kinetin delays the onset of ageing characteristics in human fibroblasts. *Biochemical and Biophysical Research*, 1994; 201:665-672.

RAYMOND PEAT NEWSLETTER Unsaturated Vegetable Oils Toxic, 1996 edition, p. 2-4.

RECIO, P. M. et al. The intravenous use of coconut water. *Philippine Journal of Surgical Specialties*, 1974; 30:119-140.

REED, M. J. et al. Acceleration of wound heling in aged rats by topical application of transforming growth factor-beta(1). *Wound Repair and Regeneration*, 1995; 3:330-339.

RIMM, E. B. et al. Vegetable, fruit, and cereal fiber intake and risk of coronary heart disease among men. *JAMA*, 1996; 275(6):447-451.

RODALE, J. I. et al. *Complete Book of Minerals for Health*. Emmaus, PA: Rodale Books, 1970.

RONDÓ JR., W. *Emagreça e Apareça*. 1. ed. São Paulo: Editora Gaia, 2007.

_____. *Sinal verde para a carne vermelha*: uma nova luz sobre a alimentação saudável. 1. ed. São Paulo: Editora Gaia, 2011.

SONG, Y. J. et al. Soluble dietary fibre improves insulin sensitivity by increasing muscle GLUT-4 content stroke-prone spontaneously hypertensive rats. *Clinical and Experimental Pharmacology and Physiology*, 2000; 27(1-2):41-45.

ROSE, D. P. et al. High-fiber diet reduces serum estrogen concentrations in prememopausal women. The *American Journal of Clinical Nutrition*, 1991; 54:520-525.

SAAT, M. et al. Rehydration after exercise with fresh young coconut water, carbohydrate-electrolyte beverage and plain water. *Journal of Physiology Anthropology*, 2002; 21:93-104.

SALIL, G.; RAJAMOHAN, T. Hypolipidemic and antiperoxidative effect of coconut protein in hypercholesterolemic rats. *Indian Journal of Experimental Biology*, 2001; 39(10):1028-1034. SANDHYA, V. G.; RAJAMOHAN, T. Beneficial effects of coconut water feeding on lipid metabolism in cholesterol-fed rats. *Journal of Medicinal Food*, 2006; 9:400-407.

SHAH, N. J. et al. Use of coco-nut water in treatment of congestive cardiac failure. *Indian Journal of Medical Research*, 1956; 44:341-351.

SHARMA, S. P. et al. Plant-growth hormone kinetin delays aging, prolongs the life-span and slows down development of the fruitfly Zaprionusparavittiger. *Biochemical and Biophysical Research Communications*, 1995; 216:1067-1071.

SHEU, J. R. et al. Inhibitory mechanisms of kinetin a plant growth--promoting hormone, in platelet aggregation. *Platelets*, 2003; 14:189-196.

SHIRREFFS, S. M.; MAUGHAN, R. J. Rehydration and recovery of fluid balance after exercise. *Exercise and Sport Science Reviews*, 2000; 28:27-32.

SINDURANI, J. A.; RAJAMOHAN, T. Effects of different levels of coconut fiber on blood glucose, serum insulin and minerals in rats. *Indian Journal of Physiology and Pharmacology*, 2000; 44(1):97-100.

ST-ONGE, M. P.; JONES, P. J. Greater rise in fat oxidation with medium--chain triglyceride consumption relative to long-chain triglyceride is associated with lower initial body weight and greater loss of subcutaneous adipose tissue. *International Journal of Obesity and Related Metabolic Disorders*, dez. 2003; 27(12):1565-71. Disponível em: <http://www.ncbi.nlm.nih.gov/pubmed/12975635>. Acesso em: 5 jun. 2015.

TECHNICAL DATA HANDBOOK ON THE COCONUT: Its Products and By-Products: A Compilation. Quezon City, Filipinas: Philippine Coconut Authority, 1979.

TRINIDAD, T. P. Dietary fiber from coconut flour: a functional food. *Innovative Food Science and Emerging Technologies*, 7 (2006) 309-317.

TRINIDAD, T. P. et al. Glycaemic index of different coconut (Cocos nucifera)-flour products in normal and diabetic subjects. *British Journal of Nutrition*, 2003; 90:551-556

_____. Nutritional and health benefits of coconut flour: study 1: The effect of coconut flour on mineral availability. *Philippine Journal of Nutrition*, 2002; 49(102):48-57.

TUCKER, K. L. et al. Potassium, magnesium and fruit and vegetable intakes are associated with greater bone mineral density in elderly men and women. *The American Journal of Clinical Nutrition*, 1999; 69:727-736.

VERALLO-ROWELL, V. M. *Rx: Coconuts!* The Perfect Health Nut. Bloomington, IN: Xlibris, 2005.

VERBEKE, P. et al. Kinetin inhibits protein oxidation and glycoxidation in vitro. *Biochemical and Biophysical Research Communications*, 2000;276:1265-1270.

VERMEULEN, K. et al. Antiproliferative effect of plant cytokinin analogues with an inhibitory activity on cyclin-dependent kinases. *Leukemia*, 2002; 16:299-305.

WANG, B.Y. et al. Dietary arginine prevents atherogenesis in the coronary artery of the hypercholesterolemic rabbit. *Journal of the American College of Cardiology*, 1994; 23:452-458.

WHELTON, P. K. et al. Clinical outcomes in antihypertensive treatment of type 2 diabetes, impaired fasting glucose concentration, and normoglycemia: Antihypertensive and Lipid-Lowering Treatment to Prevent Heart Attack Trial (ALLHAT). *Archives of Internal Medicine*, 2005; 165:1401-1409.

_____. Effects of oral potassium on blood pressure. *JAMA*, 1997; 277:1624-1632.

YAWATA, T. Effect of potassium solution on rehydration in rats: comparison with sodium solution and water. *The Japonese Journal of Physiology*, 1990; 40:369-338.

YOUNG, D. B.; MA, G. Vascular protection effects of potassium. *Seminars in Nephrology*, 1999; 19:477-486.

YOUNG, D. B.; MCCABE, R. D. potassium's cardiovascular protective mechanism. *American Journal of Physiology*, 1995; 268:R852-R837.

ZHAO, G. et al. Effects of coconut juice on the formation of hyperlipidemia and atherosclerosis. *Chinese Journal of Preventive Medicine*, 1995; 29:216-218.

Leia também, de Wilson Rondó Jr.:

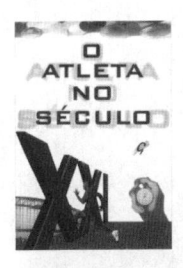

O atleta do século XXI: Leitura obrigatória aos que buscam uma vida saudável, para atletas profissionais e para todos os que desejam melhorar a qualidade de vida combinando alimentação balanceada com a prática correta de exercícios físicos.

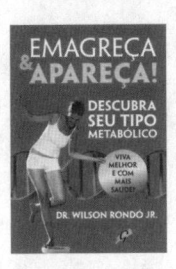

Emagreça e apareça! Este livro oferece uma abordagem inovadora para as dietas de emagrecimento. Ao considerar o tipo metabólico dos pacientes, o autor mostra que alimentar-se corretamente não exige esforço descomunal.

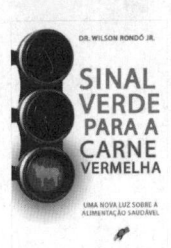

Sinal verde para a carne vermelha: Desfazendo mitos, o autor, que é especialista em medicina preventiva ortomolecular, convida o leitor a rever sua alimentação e demonstra os benefícios da ingestão de carne vermelha para o organismo humano.

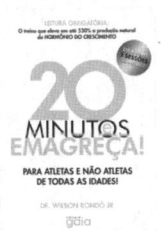

20 minutos e emagreça!: Direcionado a leigos e profissionais da educação física, este livro apresenta um programa especial de exercícios supra-aeróbicos que levam uma mudança no corpo e na vida, atividade que pode ser realizada de forma isolada ou complementar a outras modalidades de treinamento.

IMPRESSÃO E ACABAMENTO: GRAPHIUM